中医临床必读丛书 重刊

宋·陈直 原著

元·邹铉 增续

黄瑛 整理

寿亲养老新书

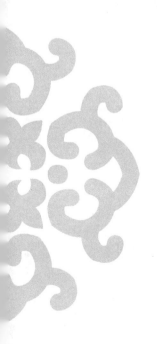

人民卫生出版社

·北京·

图书在版编目（CIP）数据

寿亲养老新书 / （宋）陈直原著；（元）邹铉增续；
黄瑛整理 . —北京：人民卫生出版社，2023.3
（中医临床必读丛书重刊）
ISBN 978-7-117-34493-7

Ⅰ.①寿… Ⅱ.①陈… ②邹… ③黄… Ⅲ.①老年人
—养生（中医） Ⅳ.① R161.7

中国国家版本馆 CIP 数据核字（2023）第 034727 号

人卫智网	**www.ipmph.com**	医学教育、学术、考试、健康，
		购书智慧智能综合服务平台
人卫官网	**www.pmph.com**	人卫官方资讯发布平台

中医临床必读丛书重刊
寿亲养老新书

Zhongyi Linchuang Bidu Congshu Chongkan
Shouqin Yanglao Xinshu

原　　著：宋·陈　直
增　　续：元·邹　铉
整　　理：黄　瑛
出版发行：人民卫生出版社（中继线 010-59780011）
地　　址：北京市朝阳区潘家园南里 19 号
邮　　编：100021
E - mail：pmph @ pmph.com
购书热线：010-59787592　010-59787584　010-65264830
印　　刷：三河市博文印刷有限公司
经　　销：新华书店
开　　本：889×1194　1/32　印张：8.5
字　　数：132 千字
版　　次：2023 年 3 月第 1 版
印　　次：2023 年 5 月第 1 次印刷
标准书号：ISBN 978-7-117-34493-7
定　　价：39.00 元

打击盗版举报电话：**010-59787491**　**E-mail：WQ @ pmph.com**
质量问题联系电话：**010-59787234**　**E-mail：zhiliang @ pmph.com**
数字融合服务电话：**4001118166**　**E-mail：zengzhi @ pmph.com**

重刊说明

中医药学是中华民族的伟大创造，是中国古代科学的瑰宝，也是打开中华文明宝库的钥匙，为中华民族繁衍生息做出了巨大贡献，对世界文明进步产生了积极影响。中华五千年灿烂文化，"伏羲制九针""神农尝百草"，中医经典著作作为中医学的重要组成部分，是中医药文化之源、理论之基、临床之本。为了把这些宝贵的财富继承好、发展好、利用好，人民卫生出版社于2005年推出了《中医临床必读丛书》（简称《丛书》）（105种），随后于2017年推出了《中医临床必读丛书》（典藏版）（30种），丛书出版后深受读者欢迎，累计印制近900万册，成为了中医药从业人员和爱好者的必读经典。

毋庸置疑，中医古籍不仅是中医理论的基础，更是中医临床坚强的基石，提高临床疗效的捷径。每一位中医从业者，无不是从中医经典学起的。"读经典、悟原理、做临床、跟名师、成大家"是中医成才的必要路径。为了贯彻落实党的二十大报告指出的促进中医药传承创新发展和《关于推进新时代古籍工作的意见》

要求,传承中医典籍精华,同时针对后疫情时代中医药在护佑人民健康方面的重要性以及大众对于中医经典的重视,我们因时因势调整和完善中医古籍出版工作,因此,在传承《丛书》原貌的基础上,对105种图书进行了改版,推出《中医临床必读丛书重刊》(简称《重刊》)。为了便于读者阅读,本版尽量保留原版风格,并采用双色印刷,将"养生类著作"单列,对每部图书的导读和相关文字进行了更新和勘误;同时邀请张伯礼院士和王琦院士为《重刊》作序,具体特点如下:

1. 精选底本,校勘严谨 每种古籍均由各科专家遴选精善底本,加以严谨校勘,为读者提供精准的原文。在内容上,考虑中医临床人员的学习需要,一改过去加校记、注释、语译等方式,原则上只收原文,不作校记和注释,类似古籍的白文本。对于原文中俗体字、异体字、避讳字、古今字予以径改,不作校注,旨在使读者在研习之中渐得旨趣,体悟真谛。

2. 导读要览,入门捷径 为了便于读者学习和理解,每本书前撰写了导读,介绍作者生平、成书背景、学术特点,重点介绍该书的主要内容、学习方法和临证思维方法,以及对临床的指导意义,对书的内容提要钩玄,方便读者抓住重点,提升学习和临证效果。

3. 名家整理,打造精品 《丛书》整理者如余瀛鳌、钱超尘、郑金生、田代华、郭君双、苏礼等大部分专家都参加了我社20世纪80年代中医古籍整理工作，他们拥有珍贵而翔实的版本资料，具备较高的中医古籍文献整理水平与丰富的临床经验，是我国现当代中医古籍文献整理的杰出代表，加之《丛书》在读者心目中的品牌形象和认可度，相信《重刊》一定能够历久弥新，长盛不衰，为新时代我国中医药事业的传承创新发展做出更大的贡献。

主要分类和具体书目如下：

 经典著作

《黄帝内经素问》　　《金匮要略》

《灵枢经》　　　　　《温病条辨》

《伤寒论》　　　　　《温热经纬》

 诊断类著作

《脉经》　　　　　　《濒湖脉学》

《诊家枢要》

③ **通用著作**

《中藏经》　　　　　《三因极一病证方论》

《伤寒总病论》　　　《素问病机气宜保命集》

《素问玄机原病式》　《内外伤辨惑论》

《儒门事亲》　　　　　《石室秘录》

《脾胃论》　　　　　　《医学源流论》

《兰室秘藏》　　　　　《血证论》

《格致余论》　　　　　《名医类案》

《丹溪心法》　　　　　《兰台轨范》

《景岳全书》　　　　　《杂病源流犀烛》

《医贯》　　　　　　　《古今医案按》

《理虚元鉴》　　　　　《笔花医镜》

《明医杂著》　　　　　《类证治裁》

《万病回春》　　　　　《医林改错》

《慎柔五书》　　　　　《医学衷中参西录》

《内经知要》　　　　　《丁甘仁医案》

《医宗金鉴》

◆4 各科著作

(1)内科

《金匮钩玄》　　　　　《张氏医通》

《秘传证治要诀及类方》《张聿青医案》

《医宗必读》　　　　　《临证指南医案》

《医学心悟》　　　　　《症因脉治》

《证治汇补》　　　　　《医学入门》

《医门法律》　　　　　《先醒斋医学广笔记》

《温疫论》　　　　　　《串雅内外编》

《温热论》　　　　　　《医醇賸义》

《湿热论》　　　　　　《时病论》

（2）外科

《外科精义》　　　　　《外科证治全生集》

《外科发挥》　　　　　《疡科心得集》

《外科正宗》

（3）妇科

《经效产宝》　　　　　《傅青主女科》

《女科辑要》　　　　　《竹林寺女科秘传》

《妇人大全良方》　　　《济阴纲目》

《女科经纶》

（4）儿科

《小儿药证直诀》　　　《幼科发挥》

《活幼心书》　　　　　《幼幼集成》

（5）眼科

《秘传眼科龙木论》　　《眼科金镜》

《审视瑶函》　　　　　《目经大成》

《银海精微》

（6）耳鼻喉科

《重楼玉钥》　　　　　《喉科秘诀》

《口齿类要》

（7）针灸科

《针灸甲乙经》　　　　《针灸大成》

《针灸资生经》　　　　《针灸聚英》

《针经摘英集》

（8）骨伤科

《永类钤方》　　　　　《世医得效方》

《仙授理伤续断秘方》　《伤科汇纂》

《正体类要》　　　　　《厘正按摩要术》

⑤　养生类著作

《寿亲养老新书》　　　《老老恒言》

《遵生八笺》

⑥　方药类著作

《太平惠民和剂局方》　《得配本草》

《医方考》　　　　　　《成方切用》

《本草原始》　　　　　《时方妙用》

《医方集解》　　　　　《验方新编》

《本草备要》

人民卫生出版社

2023 年 2 月

序 一

党的二十大报告提出,把马克思主义与中华优秀传统文化相结合。中医药学是中国古代科学的瑰宝,也是打开中华文明宝库的钥匙。当前,中医药发展迎来了天时、地利、人和的大好时机。特别是近十年来,党中央、国务院密集出台了一系列方针政策,大力推动中医药传承创新发展,其重视程度之高、涉及领域之广、支持力度之大,都是前所未有的。"识势者智,驭势者赢",中医药人要乘势而为,紧紧把握住历史的机遇,承担起时代的责任,增强文化自信,勇攀医学高峰,推动中医药传承创新发展。而其中人才培养是当务之急,不可等闲视之。

作为中医药人才成长的必要路径,中医经典著作的重要性毋庸置疑。历代名医先贤,无不熟谙经典,并通过临床实践续先贤之学,创立弘扬新说;发皇古义,融会新知,提高临床诊治水平,推动中医药学术学科进步,造福于黎庶。孙思邈指出:"凡欲为大医,必须谙《素问》《甲乙》《黄帝针经》……"李东垣发《黄帝内经》胃气学说之端绪,提出"内伤脾胃,百病由生"的观点,一部《脾胃论》成为内外伤病证辨证之圭臬。经典者,路志正国医大师认为:原为"举一纲而万目张,解一卷而众篇明"之作,经典之所以奉为经典,一是经过长时间的临床实践检验,具有明确的临床指导作用和理论价值;二是后代医家在学术流变中,不断诠释、完善并丰富了其内涵与外延,使其与时俱进,丰富和发展了理论。

如何研习经典,南宋大儒朱熹有经验可以借鉴:为学之道,莫先于穷理;穷理之要,必在于读书;读书之法,莫贵于循序而致精;而致精之本,则又在于居敬而持志。读朱子治学之典,他的《观书有感》诗歌可为证:"半亩方塘一鉴开,天光云影共徘徊。问渠那得清如许?为有源头活水来。"可诠释读书三态:一是研读经典关键是要穷究其理,理在书中,文字易懂但究理需结合临床实践去理解、去觉悟;更要在实践中去应用,逐步达到融汇贯通,圆机活法,亦源头活水之谓也。二是研读经典当持之以恒,循序渐进,读到豁然以明的时候,才能体会到脑洞明澄,如清澈见底的一塘活水,辨病识证,仿佛天光云影,尽映眼前的境界。三是研读经典者还需有扶疾治病、济世救人之大医精诚的精神;更重要的是,读经典还需怀着敬畏之心去研读赏析,信之用之日久方可发扬之;有糟粕可弃用,但须慎之。

在这次新型冠状病毒感染疫情的防治中,疫病相关的中医经典发挥了重要作用,2020 年疫情初期我们通过流调和分析,明确了新型冠状病毒感染是以湿毒内蕴为核心病机、兼夹发病为临床特点的认识,有力指导了对疫情的防治。中医药早期介入,全程参与,有效控制转重率,对重症患者采取中西医结合救治,降低了病死率,提高了治愈率。所筛选出的“三药三方”也是出自古代经典。在中医药整建制接管的江夏方舱医院中,更是交出了 564 名患者零转重、零复阳,医护零感染的出色答卷。中西医结合、中西药并用成为中国抗疫方案的亮点,是中医药守正创新的一次生动实践,也为世界抗疫贡献了东方智慧,受到世界卫生组织(WHO)专家组的高度评价。

经典中蕴藏着丰富的原创思路,给人以启迪。青蒿素的发明即是深入研习古典医籍受到启迪并取得成果的例证。进入新时代,国家药品监督管理部门所制定的按古代经典名方目录管理的中药复方制剂,基于人用经验的中药复方制剂新药研发等相关政策和指导原则,也助推许多中医药科研人员开始从古典医籍中寻找灵感与思路,研发新方新药。不仅如此,还有学者从古籍中梳理中医流派的传承与教育脉络,以传统的人才培养方法与模式为现代中医药教育提供新的借鉴……可见中医药古籍中的内容对当代中医药科研、临床与教育均具有指导作用，应该受到重视与研习。

我们欣慰地看到，人民卫生出版社在20世纪50年代便开始了中医古籍整理出版工作，先后经过了影印、白文版、古籍校点等阶段，经过近70年的积淀，为中医药教材、专著建设做了大量基础性工作；并通过古籍整理，培养了一大批中医古籍整理名家和专业人才，形成了"品牌权威、名家云集""版本精良、校勘精准""读者认可、历久弥新"等鲜明特点，赢得了广大读者和行业内人士的普遍认可和高度评价。2005年，为落实国家中医药管理局设立的培育名医的研修项目，精选了105种中医经典古籍分为三批刊行，出版以来，重印近千万册，广受读者欢迎和喜爱。"读经典、做临床、育悟性、成明医"在中医药行业内蔚然成风，可以说这套丛书为中医临床人才培养发挥了重要作用。此次人民卫生出版社在《中医临床必读丛书》的基础上进行重刊，是践行中共中央办公厅、国务院办公厅《关于推进新时代古籍工作的意见》和全国中医药人才工作会议精神，以实际行动加强中医古籍出版工作，注重古籍资源转化利用，促进中医药传承创新发展的重要举措。

经典之书，常读常新，以文载道，以文化人。中医经典与中华文化血脉相通，是中医的根基和灵魂。"欲穷千里目，更上一层楼"，经典就是学术进步的阶梯。希望广大中医药工作者乃至青年学生，都要增强文化自觉和文化自信，传承经典，用好经典，发扬经典。

有感于斯，是为序。

中国工程院院士　国医大师

天津中医药大学　名誉校长　张伯礼

中国中医科学院　名誉院长

2023 年 3 月于天津静海团泊湖畔

序　二

中医药典籍浩如烟海,自先秦两汉以来的四大经典《黄帝内经》《难经》《神农本草经》《伤寒杂病论》,到隋唐时期的著名医著《诸病源候论》《备急千金要方》,宋代的《经史证类备急本草》《圣济总录》,金元时期四大医家刘完素、张从正、李东垣和朱丹溪的著作《素问玄机原病式》《儒门事亲》《脾胃论》《丹溪心法》等,到明清之际的《本草纲目》《医门法律》等,中医古籍是我国中医药知识赖以保存、记录、交流和传播的根基和载体,是中华民族认识疾病、诊疗疾病的经验总结,是中医药宝库的精华。

中华人民共和国成立以来,在中医药、中西医结合临床和理论研究中所取得的成果,与中医古籍研究有着密不可分的关系。例如中西医结合治疗急腹症,是从《金匮要略》大黄牡丹汤治疗肠痈等文献中得到启示;小夹板固定治疗骨折的思路,也是根据《仙授理伤续断秘方》等医籍治疗骨折强调动静结合的论述所取得的;活血化瘀方药治疗冠心病、脑血管意外和闭塞性脉管炎等疾病的疗效,是借鉴《医林改错》

15

等古代有关文献而加以提高的；尤其是举世瞩目的抗疟新药青蒿素，是基于《肘后备急方》治疟单方研制而成的。

党的二十大报告提出，深入实施科教兴国战略、人才强国战略。人才是全面建设社会主义现代化国家的重要支撑。培养人才，教育要先行，具体到中医药人才的培养方面，在院校教育和师承教育取得成就的基础上，我还提出了书院教育的模式，得到了国家中医药管理局和各界学者的高度认可。王琦书院拥有 115 位两院院士、国医大师的强大师资阵容，学员有岐黄学者、全国名中医和来自海外的中医药优秀人才代表。希望能够在中医药人才培养模式和路径方面进行探索、创新。

那么，对于个人来讲，我们怎样才能利用好这些古籍，来提升自己的临床水平？我以为应始于约，近于博，博而通，归于约。中医古籍博大精深，绝非只学个别经典即能窥其门径，须长期钻研体悟和实践，精于勤思明辨、临床辨证，善于总结经验教训，才能求得食而化，博而通，通则返约，始能提高疗效。今由人民卫生出版社对《中医临床必读丛书》（105 种）进行重刊，我认为是件非常有意义的事，《重刊》校勘严谨，每本书都配有导读要览，同时均为名家整理，堪称精品,是在继承的基础上进行的创新,这无疑对提高临床疗效、推动中医药事业的继承与发展具有积极的促进作用,因此,我们也会将《重刊》列为书院教学尤其是临床型专家成长的必读书目。

韶光易逝,岁月如流,但是中医人探索求知的欲望是亘古不变的。我相信,《重刊》必将对新时代中医药人才培养和中医学术发展起到很好的推动作用。为此欣慰之至,乐为之序。

中国工程院院士　国医大师　王琦

2023 年 3 月于北京

原　序

中医药学是具有中国特色的生命科学，是科学与人文融合得比较好的学科，在人才培养方面，只要遵循中医药学自身发展的规律，把中医理论知识的深厚积淀与临床经验的活用有机地结合起来，就能培养出优秀的中医临床人才。

百余年西学东渐，再加上当今市场经济价值取向的影响，使得一些中医师诊治疾病常以西药打头阵，中药作陪衬，不论病情是否需要，一概是中药加西药。更有甚者不切脉、不辨证，凡遇炎症均以解毒消炎处理，如此失去了中医理论对诊疗实践的指导，则不可能培养出合格的中医临床人才。对此，中医学界许多有识之士颇感忧虑而痛心疾首。中医中药人才的培养，从国家社会的需求出发，应该在多种模式、多个层面展开。当务之急是创造良好的育人环境。要倡导求真求异、学术民主的学风。国家中医药管理局设立了培育名医的研修项目，第一是参师襄诊，拜名师并制订好读书计划，因人因材施教，务求实效。论其共性，则需重视"悟性"的提高，医理与易理相通，重视易经相关理论的学习；还有文献学、逻辑学、生命科学原理与生物信息学等知识的学习运用。"悟性"主要体现在联系临床，提高思辨能力，破解疑难病例，获取疗效。再者是熟读一本临证案头书，研修项目精选的书目可以任选，作为读经典医籍研修晋级保底的基本功。第二是诊疗环境，我建议城市与乡村、医院与诊所、病房与门诊可以兼顾，总以多临证、多研讨为主。若参师三五位以上，年诊千例以上，必有上乘学问。第三是求真务实，"读经典做临床"关键在"做"字上苦下功夫，敢于置疑而后验证、诠释，进而创新，诠证创新自然寓于继承之中。

中医治学当溯本求源，古为今用，继承是基础，创新是归宿，认真继承中医经典理论与临床诊疗经验，做到中医不能丢，进而才是中医现代化的实施。厚积薄发、厚今薄古为治学常理。所谓勤求古训、融会新知，即是运用科学的临床思维方法，将理论与实践紧密联系，以显著的疗效，诠释、求证前贤的理论，于继承之中求创新发展，从理论层面阐发古人前贤之未备，以推进中医学科的进步。

综观古往今来贤哲名医，均是熟谙经典、勤于临证、发皇古义、创立新说者。通常所言的"学术思想"应是高层次的成就，是锲而不舍长期坚持"读经典做临床"，并且，在取得若干鲜活的诊疗经验基础上，应是学术闪光点凝聚提炼出的精华。笔者以弘扬中医学学科的学术思想为己任，绝不敢言自己有什么学术思想，因为学术思想一定要具备创新思维与创新成果，当然是在以继承为基础上的创新；学术思想必有理论内涵指导临床实践，能提高防治水平；再者，学术思想不应是一病一证一法一方的诊治经验与心得体会。如金元大家刘完素著有《素问病机气宜保命集》，自述"法之与术，悉出《内经》之玄机"，于刻苦钻研运气学说之后，倡"六气皆从火化"，阐发火热症证脉治，创立脏腑六气病机、玄府气液理论。其学术思想至今仍能指导温热、瘟疫的防治。严重急性呼吸综合征(SARS)流行时，运用玄府气液理论分析证候病机，确立治则治法，遣药组方获取疗效，应对突发公共卫生事件，造福群众。毋庸置疑，刘完素是"读经典做临床"的楷模，而学习历史，凡成中医大家名师者基本如此，即使当今名医具有卓越学术思想者，亦无例外。因为经典医籍所提供的科学原理至今仍是维护健康、防治疾病的准则，至今仍葆其青春，因此"读经典做临床"具有重要的现实意义。

值得指出，培养临床中坚骨干人才，造就学科领军人物是当务之急。在需要强化"读经典做临床"的同时，以唯物主义史观学习易理易道易图，与文、史、哲、逻辑学交叉渗透融合，提高"悟性"，指导诊疗工作。面对新世纪，东学西渐是另一股潮流，国外学者研究老聃、孔丘、朱熹、沈括之学，以应对技术高速发展与理论相对滞后的矛盾日趋突出的现状。譬如老聃是中国宇宙论的开拓者，惠施则注重宇宙中一般事物的观察。他解释宇宙为总包一切之"大一"与极微无内之"小一"构成，大而无外小而无内，大一寓有小一，小一中又涵有大一，两者相兼容而为用。如此见解不仅对中医学术研究具有指导作用，对宏观生物学与分子生物学的连接，纳入到系统复杂科学的领域至关重要。近日有学者撰文讨论自我感受的主观症状对医学的贡献和医师参照的意义；有学者从分子水平寻求直接调节整体功能的物质，而突破靶细胞的发病机制；有医生运用助阳化气、通利小便的方药同时改善胃肠症状，治疗幽门螺杆菌引起的胃炎；还有医生使用中成药治疗老年良性前列腺增生，运用非线性方法，优化观察指标，不把增生前列腺的直径作为唯一的"金"指标，用综合量表评价疗效而获得认许，这就是中医的思维，要坚定地走中国人自己的路。

　　人民卫生出版社为了落实国家中医药管理局设立的培育名医的研修项目，先从研修项目中精选20

种古典医籍予以出版，余下50余种陆续刊行，为我们学习提供了便利条件，只要我们"博学之，审问之，慎思之，明辨之，笃行之"，就会学有所得、学有所长、学有所进、学有所成。治经典之学要落脚临床，实实在在去"做"，切忌坐而论道，应端正学风，尊重参师，教学相长，使自己成为中医界骨干人才。名医不是自封的，需要同行认可，而社会认可更为重要。让我们互相勉励，为中国中医名医战略实施取得实效多做有益的工作。

王永炎

2005年7月5日

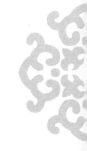

导　读

　　《寿亲养老新书》是我国现存较早的一部老年养生学专著，主要论述老年养生及防病治病的理论和方法，问世后为历代医家、养生家所重视，流传较广，甚至还东传到朝鲜、日本等国；其较西方弗罗杰 1724 年写的《老年保健医药》要早好几个世纪。

一、《寿亲养老新书》与作者

　　《寿亲养老新书》四卷，刊于 1307 年。第一卷为北宋陈直撰，本名《养老奉亲书》。第二至第四这三卷，是元代邹铉所续增，与陈直书合为一编，更题今名。第一卷广泛搜集老人"食治之方，医药之法，摄养之道"，论述老人养生保健的理论和方法，内容涵盖饮食调治、形证脉候、医药扶持、四时养老、食治养老、行住坐卧、宴处起居等。邹铉续增三卷，充实了陈直论述，增补了六字气诀气功养生法、食后将息法、养性、种植、药酒养生等内容，以阐发陈氏未尽之意，还辑录了历代有关事亲养老的嘉言善行七十二事，以弘扬孝爱之心。

陈直，生平不详，仅知曾为承奉郎，于宋神宗元丰年间(1078—1085)为泰州兴化(今江苏省兴化市)县令。邹铉(铉或作鈜)，字冰壑，晚号敬直老人，泰宁(今属福建省)人。据黄应紫序称，邹氏曾官中都，又曾有"总管"之衔。但其仕履，已不能详考。

陈直、邹铉均为官宦，本非医林中人，能撰写养生学专著传世，主要是中国传统医学与儒家的经世致用(即治国平天下)思想通融。另外，古代有"不为良相，便为良医"的说法，反映了儒家侍亲尽孝的理念。因此，在当时社会里，文人名士及官吏留意医事、兼通医道、习医著书的现象是比较普遍的。

二、学术特点及对临床的指导意义

1. 提出"虚阳"为老年生理特征

本书卷一《形证脉候》篇指出："年老之人，瘘瘁为常，今反此者，非真阳血海气壮也，但诊左右手脉，须大紧数，此老人延永之兆也。老人真气已衰，此得虚阳气存，充于肌体，则两手脉大，饮食倍进，双脸常红，精神强健，此皆虚阳气所助也。""虚阳"是相对小儿"稚阳"、青年"成阳"、成年"盛阳"而言的老年生理特征，而"虚阳气存"则是老年人健康的标志。本书强调了"常得虚阳气存"在老年养生防病中的重要性。

2. 崇尚饮食调养

卷一《饮食调治》篇曰：主身者神，养神者精，益精者气，资气者食。食者，生民之天，活人之本也。"认为人的生命活动全靠精、气、神三者来维持，而精、气、神又必须依靠后天饮食来滋养。饮食乃"生民之天"，是维持人们生活和生存的根本。老年之人，真气虚耗，五脏衰弱，全仰后天饮食以滋气血。所以"凡老人有患，宜先以食治，食治未愈，然后命药，此养老之大法也。是以善治病者，不如善慎疾；善治药者，不如善治食"。提出了食疗胜于药治，防病重于治病的保健理念。特别值得一提的是，书中着重介绍了牛乳的保健作用："牛乳最宜老人，平补血脉，益心，长肌肉，令人身体康强润泽，面目光悦，其志不衰。故为人子者，常须供之以为常食。或为乳饼，或作断乳等，恒使恣意，充足为度。此物胜肉远矣。"以现代知识来衡量，该书对牛乳的这种认识，颇含科学性，确实难能可贵。

3. 主张医药扶持

老人"虚阳内存"生理特征决定了老年人一旦患病就会出现"血气已衰""百疾易攻""宿疾时发"的表现，此时宜用药物"扶持"。这种药物"扶持"之法,"只可用温平顺气、进食补虚、中和之药治之……然后调停饮食,依食医之法,随食性变馔治之",而不宜妄用汗、吐、下之剂。此乃顾护老人正气的防病治病法。

4. 提倡精神摄养

本书针对老人心理、生理特点,提倡精神调摄以养老防病:"一者,少言语,养内气;二者,戒色欲,养精气;三者,薄滋味(即饮食素淡),养血气;四者,咽津液,养脏气;五者,莫嗔怒,养肝气;六者,美饮食,养胃气;七者,少思虑,养心气。"卷四古今嘉言善行七十二事中还有"五事""十乐"养性方法。"五事"即静坐、观书、看山水花木、与良朋讲论、教子弟。"十乐"即读义理书、学法帖字、澄心静坐、益友清谈、小酌半醺、浇花种竹、听琴玩鹤、焚香煎茶、登城观山、寓意奕棋。上述精神调摄方法,具有药石所不能替代的作用,是老人颐养天年的一帖良方。

5. 重视顺时奉养

书中认为"春温以生之,夏热以长之,秋凉以收之,冬寒以藏之。若气反于时,则皆为疾疹,此天之常道也"。春秋冬夏,四时阴阳,生病起于过用。五脏受气,各有其常变,不适其性而殚精竭力强为,用之过耗,是以病生。提倡"依四时摄养之方,顺五行休王之气,恭怡奉亲,慎无懈怠"。其不仅发挥了《黄帝内经》四时养生的理论,并提出了不少四时摄养的具体方法,如春时应时寻花木游赏,登高放意远眺,畅其生气,饮食宜减酸益甘以养脾气;正二月间,乍寒乍热,老人气弱骨疏,卫外力弱,不可顿减棉衣等。遵前人"天人相应"养生观点,又颇多具体发挥。

6. 传承气功、按摩养生方法

卷三介绍的"太上玉轴六字气诀",始见于南北朝时期陶弘景的《养性延命录》。但本书记述更为详细。这是一种在呼气时分别默念呵、嘘等六个字字音的吐纳养生功法。六字与脏腑相关(如上述的呵配心、嘘配肝等)。练功时可按调理的脏腑不同,辨证选字,按各字发音不同,于呼气时做出相应口形,默念字音,疏调脏腑经络和气血,以收治病保健之效。此功法直到今天,仍然在民间广为流传。书中还介绍了"食后将息法":"平旦点心讫,即自以热手摩腹,出门庭,行五六十步,消息之。中食后,还以热手摩腹行一二百步,缓缓行,勿令气急。"这是对唐代名医孙思邈食后将息法的继承和发扬。中国民间历来有"饭后百步走,活到九十九"之说,意为通过饭后适度运动来促进消化吸收,以达到养生保健的目的。此外,书中还提倡按摩涌泉穴、肾俞穴来强身健体。上述经验和方法,通过历代许多人的实践,已被证实行之有效。

三、如何学习应用《寿亲养老新书》

1. 溯本求源,领悟真髓

《寿亲养老新书》涉及的医学理论并不深奥,所记载食治方、医药方及一些具体的养生方法操作简便,易于推行,一般具有中医常识的人皆可按法施用。但书中汇集了宋元以前医家的养生经验,并融入了中国传统文化中儒、释、道的养生思想。传统养生学是一门综合学科,具有多学科交融的特色。因此要真正领悟本书养生思想的精髓,除了要熟悉《黄帝内经》《难经》等中医经典的有关论述外,还要了解一些与中医养生有学术渊源关系的儒、释、道典籍,特别是道家要籍。只有这样溯本求源,旁通博采,才能融会贯通,把握养生的真谛。

2. 取其精华,为我所用

本书作为一部养老专书,非常重视老年人的生理特征和发病特点,在食治、药疗、摄养等方面处处顾及。在日常调摄中顾护阳气,使"虚阳气存"。针对老年疾病的防治提出的一系列综合措施,如畅情逸志以调运气血、宴处起居注意节慎、导引吐纳以强身健体、食疗药膳为养老大法等,至今仍然是中医养生的主要手段。

全书精华还在于贯穿了"善治病者不如善慎疾,善药治者不如善食治"的思想。书中记载了50余种老年保健食品,如用羊膏制成酒来壮阳、用山药做成面以治脾虚等,无不注重调摄脾胃、顾护阳气。此外,取一至二味食饮之品,加入相应的中药,制成粥、羹、饮、面、饼等药膳200余首,用治老人虚损及老人常见的各科病症,内容完备,配伍精当,制作方便,切合实用。这些简便易行的养生方法,在阅读时也应多加关注。此外,如秘传六和丸等抗衰老方药的配制理法、加工工艺等,也颇值得我们推究。

由于历史等原因,书中也不免有一些错误,甚至荒谬之处,如《贫富祸福第六》对"孝感"的认识即是不足为信的。另外,在"古今嘉言善行七十二事"中不少地方过于冗杂,或与现代道德奉养观念不尽相符。总之,我们应该用历史的眼光去看待本书,阅读时多加甄别,取其精华,为我所用。

黄　瑛　导读

整理说明

一、《寿亲养老新书》今存元至正二年壬午（1342）刻本、明成化十二年丙申（1476）徐礼刻本（残存卷四）、明万历刻本、清道光二十八年戊申（1848）瓶花书屋刻本、清同治九年庚午（1870）河南聚文斋刻本等十余种版本。本次以上海中医药大学图书馆所藏明万历四年（1576）西夏揆文院重刻本为底本，取1990年上海古籍出版社据清同治九年庚午（1870）河南聚文斋刻本的影印本为主校本，另取1986年人民卫生出版社《永乐大典医学集》所收录的《寿亲养老新书》（邹铉增续三卷），及1988年上海科学技术出版社出版的《养老奉亲书》校注本为参校本进行整理。底本正确或意义可通者，校本文字虽异，也不改不注。

二、本书采用横排、简体、现代标点。容易产生歧义的简体字，仍使用原繁体字。

三、该书药名不规范者，为便于读者阅读，今径改作通用名，如（括号中为通用名）兔丝子（菟丝子）、川练子（川楝子）等。

四、凡底本中的异体字、俗写字，或笔画差错残缺,或明显笔误,均径改为正体字,一般不出注。如(括号中为校改后正字)眥(眦)、慄(栗)、澁(涩)、繙(翻)、貲(资)、蘂(蕊)、眠(视)等。

五、书中个别药名脱漏者按校本补充,并于药后出注。

六、底本中有多处涂黑,如涂黑处上下文字通顺,则不补不注;个别涂黑处上下文字不通,则酌情据校本补改,并出注。

七、原书总目卷一仅列《养老奉亲书》书名,其细目另列于卷一正文前,为保留底本原貌,同时方便阅读,本次整理于序后编辑一份全书细目。

序

　　寿亲养老之事，著于诸儒记礼之书备矣。然自后世观之，则犹有未备焉者。何也，二帝三王之世，风气浑沦，人生其间，性质纯厚，故能平血气于未定方刚之际，全筋力于欲衰将老之时。人子之爱其亲，因其康强加以奉养为之。安其寝处，时其旨甘，娱其耳目心志，即可使之燕佚。怡愉全生而益寿，则礼经所载谓之备可矣。后世大朴日漓，真元日散，七情为沴，六气乘之。壮或夭伤，老宜尪弱，孝子慈孙服勤左右，寝膳调娱之外，尤不能不惟疾之忧而求之礼经，则不过曰痛痒抑搔而已。若秦越人过雒，之所为医曾未见之省录，顾得谓之备欤。孝哉，陈令尹乃能辑是书于千数百年之后，而特详于医药治疗之方。凡为四时调摄食治备急，合二百三十有三焉，斯亦备矣。吾樵乡先哲太师文靖邹公之曾孙敬直翁铉，推老老亲亲之念，绅绎是书有年，犹恨其说之未备也。则又广集前修嘉言懿行，奇事异闻，与夫药石膳馐器服之宜，于佚老者厘为三卷，而方论所述愈益精详，是书始大备。吾闻乔木故家，寿基世积。

35

翁之高祖叔祖二母夫人皆年过九十,备极荣养。令翁亦希年矣,桂子兰孙盈庭,戏彩青山流水,竹色花香,鸠杖鹦杯,苍颜玄鬓,见者谓不老地行仙。盖是书验于公家久矣。兹复不私其验,绣诸梓而公之,且拳拳导夫人以自养之说。夫能知自养之养,而后能安享子孙之养。此吾于续书重叹。

翁用心之仁也,仁者必寿。由是八十而师,九十而相,百岁而定律令,百世而与咨谋。衍而为商大夫之八百。曾元而下,家庆一堂,是书之验。将千岁之日至而未止也。诗曰:永锡尔类。又曰:永锡难老。请为。翁三诵之。

时大德丁未中元樵西麓危彻孙序

重修寿亲养老新书序

凡人之情,无不知爱其身而养之者,有疾无不知求所以治疗之者。仁人孝子之视其父母之身也,重于己之身。而其所以养父母也,厚于己之养。急父母之疾也,甚于己之疾。则所以用其心者,宜无所不至矣。昔人谓天有阴阳风雨晦明之气,人有喜怒哀乐好恶之情,节而行之则和平调理,专一其情则溺而生疢,调中养气通滞解结而反之于素,此医方所以不容已也。然天之阴阳流行乎四时,而冬则闭枯。人之元气充满乎一身,而老则铄耗。故摄养之道老宜加详,而药物之施于老者,尤难获效焉。人子之所以养其亲者,必顺四气之冲和而避其沴,调饮食之品宜而致其精,适起居、顺好恶、以怡其情,盖其道多端而其事不容已也。奉老节目载在典籍者,纷漫而难竟。医方之切于老者亦散见医书而不一,得其总要者为难。余在花马池防秋适见《寿亲养老新书》四册,其中养老治疾之方、佚老孝之事,不假旁搜靡不毕备。真足以为奉亲之助而不可无者。顾其中多残缺至有不可读者,宁夏兵粮道金宪解君学礼请重刻之,而且欲余言以弁其端,吁昔陆宣公在忠州每手校方书，盖古人济人利物之心不以为小道而遗之如此。此其所以不可及也。是书专于寿亲养老，循而行之，可以培调神气，翼助恬愉，使得全其天年，以极寿命之数。且足以启迪人孝爱之念。较之他方书，其利益顾不尤要。与仁人孝子得之将不啻如异珍和璧，有不爱而传者乎？可谓不徒刻也已。

万历四年丙子孟夏望日。总督陕西三边军务都察院右都御史兼兵部左侍郎益都石茂华书。

目 录

卷之一

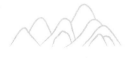

敬直老人邹铉　编次
玉窗黄应紫　　点校

饮食调治第一

主身者神,养气者精,益精者气,资气者食。食者,生民之天,活人之本也。故饮食进则谷气充,谷气充则气血盛,气血盛则筋力强。故脾胃者,五脏之宗也。四脏之气,皆禀于脾。故四时皆以胃气为本。《生气通天论》云:"气味辛甘发散为阳,酸苦涌泄为阴。"是以一身之中,阴阳运用,五行相生,莫不由于饮食也。若少年之人,真元气壮,或失于饥饱,食于生冷,以根本强盛,未易为患。其高年之人,真气耗竭,五脏衰弱,全仰饮食以资气血,若生冷无节,饥饱失宜,调停无度,动成疾患。凡人疾病,未有不因八邪而感。所谓八邪者,风、寒、暑、湿、饥、饱、劳、逸也。为人子者,得不慎之?若有疾患,且先详食医之法,审其疾状,以食疗之,食疗未愈,然后命药,贵不伤其脏腑也。凡百饮食,必在人子躬亲调治,无纵婢使慢其所食。老人之食,大抵宜其温热熟软,忌其粘硬生冷。每日晨朝,宜以醇酒先进平补下元药一服。女人则平补血海药一服。无燥热者良,寻以猪羊肾粟米粥一杯压之。五味、葱、薤、鹑鸰等粥皆可。至辰时,服人参平胃散一服。然后次第以顺四时软熟饮食进之。食后引行一二百步,令运动消散。临卧时,进化痰利膈人参半夏丸一服。尊年之人,不可顿饱,但频频与食,使脾胃易化,谷气长存。若顿令饱食,则多伤满。缘衰老人肠胃虚薄,不能消纳,故成疾患。为人子者,深宜体悉,此养老人之大要也。日止可进前药三服,不可多饵。如无疾患,亦不须服药。但只调停饮食,自然无恙矣。

形证脉候第二

《上古天真论》曰:"女子之数七,丈夫之数八。女子七七四十九,任脉虚,冲脉衰,天癸竭,地道不通。丈夫八八六十四,五脏皆衰,筋骨解堕,天癸尽,脉弱,形枯。"女子过六十之期,丈夫逾七十之年,越天常数,上寿之人。若衣食丰备,子孙勤养,承顺慈亲,参行孝礼,能调其饮食,适其寒温,上合神灵,下契人理。此顺天之道也。高年之人,形羸气弱,理自当然。其有丈夫女子,年逾七十,面色红润,形气康强,饮食不退,尚多秘热者,此理何哉?且年老之人,痿瘁为常。今反此者,非真阳血海气壮也。但诊左右手脉,须大紧数,此老人延永之兆也。老人真气已衰，此得虚阳气盛，充于肌体，则两手脉大，饮食倍进，双脸常红，精神强健，此皆虚阳气所助也。须时有烦渴膈热大府秘结，但随时以常平汤药微微消解，三五日间，自然平复。常得虚阳气存，自然饮食得进。此天假其寿也。切不得为有小热频用转泻之药通利，苦冷之药疏解。若虚阳气退，复归真体，则形气尫羸，脏腑衰弱，多生冷疾，无由补复。若是从来无虚阳之气，一向惫乏之人，全在斟量汤剂，常加温补，调停饘粥以为养治。此养老之先也。

医药扶持第三

常见世人，治高年之人疾患，将同年少，乱投汤药，妄行针灸，以攻其疾，务欲速愈。殊不知上寿之人，血气已衰，精神减耗，危若风烛，百疾易攻，至于视听不至聪明，手足举动不随其身体，劳倦头目昏眩。风气不顺，宿疾时发，或秘或泄，或冷或热，此皆老人之常态也。不顺治之，紧用针药，务求痊瘥，往往因此别致危殆。且攻病之药，或吐、或汗、或解、或利。缘衰老之人，不同年少，真气壮盛，虽汗吐转利，未至危困。其老弱之人，若汗之则阳气泄；吐之则胃气逆；泻之则元气脱，立致不虞。此养老之大忌也。大体老人药饵，止是扶持之法，只可用温平、顺气、进食、补虚、中和之药治之。不可用市肆赎买，他人惠送，不知方味及狼虎之药，与之服饵。切宜审详。若身有宿疾，或时发动，则随其疾状，用中和汤药调顺，三朝五日自然无事。然后调停饮食，依食医之法，随食性变馔治之，此最为良也。

性气好嗜第四

眉寿之人，形气虽衰，心亦自壮。但不能随时人事，遂其所欲。虽居温给，亦常不足。故多咨煎背执，等闲喜怒，性气不定。止如小儿，全在承奉颜色，随其所欲。严戒婢使子孙，不令违背。若性怒一作，血气虚弱，中气不顺，因而饮食，便成疾患，深宜体悉。常令人随侍左右，不可令孤坐独寝，缘老人孤僻，易于伤感，才觉孤寂，便生郁闷。养老之法，凡人平生为性，各有好嗜之事，见即喜之。有好书画者，有好琴棋者，有好赌扑者，有好珍奇者，有好药饵者，有好禽鸟者，有好古物者，有好佛事者，有好丹灶者。人之僻好，不能备举。但以其平生偏嗜之物，时为寻求，择其精绝者，布于左右，使其喜爱玩悦不已。老人衰倦，无所用心，若只令守家孤坐，自成滞闷。今见所好之物，自然

用心于物上,日自看承戏玩,自以为乐。虽有劳倦咨
煎,性气自然减可。

宴处起居第五

凡人衰晚之年,心力倦怠,精神耗短,百事懒于
施为,盖气血筋力之使然也。全藉子孙孝养,竭力将
护,以免非横之虞。凡行住坐卧,宴处起居,皆须巧立
制度,以助娱乐。栖息之室,必常洁雅。夏则虚敞,冬
则温密。其寝寐床榻,不须高广,比常之制三分减一。
低则易于升降,狭则不容漫风。裀褥厚籍,务在软平。
三面设屏,以防风冷。其枕宜用夹熟色帛为之,实以
菊花;制在低长,低则寝无罅风,长则转不落枕。其所
坐椅音倚,宜作矮禅床样,坐可垂足履地,易于兴居,
左右置栏,面前设几。缘老人多困,坐则成眠,有所栏
围,免闪侧之伤。其衣服制度,不须宽长。长则多有
蹴绊,宽则衣服不着身。缘老人骨肉疏冷,风寒易中。
若窄衣贴身,暖气著体,自然气血流利,四肢和畅。虽
遇盛夏,亦不可令袒露,其颈后连项常用紫软夹帛,自
颈后巾帻中垂下著肉,入衣领中至背甲间,以护腠理。
尊年人肌肉瘦怯,腠理开疏。若风伤腠中,便成大患,
深宜慎之。

贫富祸福第六

《经》曰:"白天子至于庶人,孝无终始,而患不及者,未之有也。"人子以纯孝之心,竭力事亲,无终始不及之理。惟供养之有厚薄,由贫富之有分限。人居富贵,有奉于己而薄于亲者,人所不录,天所不容,虽处富贵,而即贫贱也。人虽居贫贱,能约于己,而丰于亲者,人所推仰,天所助与,虽处贫贱,而即富贵也。作善降之百祥,作不善降之百殃。善莫大于孝,孝感于天,故天与之福,所以虽贫贱而即富贵也。罪莫大于不孝,不孝感于天,故天与之祸,所以虽富贵而即贫贱也。善恶之报,其犹影响。为人子者,可不信乎?奉亲之道,亦不在日用三牲,但能承顺父母颜色,尽其孝心,随其所有。此顺天之理也。其温厚之家,不可慢于老者,尽依养老之方,励力行之。其贫下阙乏之家,养老之法,虽有奉行之心,而无奉行之力者,但随家丰俭竭力于亲,约礼设具,使老者知其馨力事奉而止。将见孝心感格,阴灵默佑。如姜诗之跃鲤,孟宗之泣笋,无非孝感所致。此行孝之明验也。虑孝子顺孙,有窭乏不能依此法者,意有不足,故立此贫富祸福之说齐之。

戒忌保护第七

人万物中一物也，不能逃天地之数。若天癸数穷，则精血耗竭，神气浮弱，返同小儿，全假将护，以助衰晚。若遇水、火、兵、寇、非横、惊怖之事，必先扶侍老人于安稳处避之，不可喧忙惊动。尊年之人，一遭大惊，便至冒昧，因生余疾。凡丧、葬、凶、祸，不可令吊；疾、病、危、困，不可令惊；悲、哀、忧、愁，不可令人预报；秽恶臭败，不可令食；粘硬毒物，不可令餐；弊漏卑湿，不可令居；卒风暴寒，不可令冒；烦暑燠热，不可令中；动作行步，不可令劳；暮夜之食，不可令饱；阴雾晦暝，不可令饥；假借鞍马，不可令乘；偏僻药饵，不可令服；废宅敧宇，不可令入；坟园冢墓，不可令游；危险之地，不可令行；涧渊之水，不可令渡；暗昧之室，不可令孤；凶祸远报，不可令知；轻薄婢使，不可令亲；家缘冗事，不可令管。若此事类颇多，不克备举。但人子悉意深虑，过为之防，稍不便于老人者，皆宜忌之，以保长年。常宜游息精蓝，崇尚佛事，使神识趣向，一归善道。此养老之奇术也。

四时养老总序第八

《四气调神论》曰:"阴阳四时者,万物终始,死生之本也。逆之则灾害生,从之则苛疾不起,是谓得道。"春温以生之,夏热以长之,秋凉以收之,冬寒以藏之。若气反于时,则皆为疾疠,此天之常道也。顺之则生,逆之则病。《经》曰:"观天之道,执天之行,尽矣。"人能执天道生杀之理,法四时运用而行,自然疾病不生,长年可保。其黄发之人,五脏气虚,精神耗竭,若稍失节宣,即动成危瘵。盖老人勤惰不能自调,在人资养以延遐算。为人子者,深宜察其寒温,审其馈药,依四时摄养之方,顺五行休王之气,恭恪奉亲,慎无懈怠。今集老人四时通用备疾药法,具陈于后。

此方多用寒药,盖北人所宜。凡用药者,宜参处之。

四时通用男女老人方

治老人风热上攻,头旋运闷,喜卧怔悸,起即欲倒,背急身强,旋覆花散女人通用:

旋覆花半两　前胡一两　麦门冬一两去心　蔓荆子半两　白术三分　枳壳三分,去瓤麸炒　甘菊花三分　半夏半两,姜汁煮　防风半两　生地[1]黄虚人者用石膏

---

[1] 生地,二字原脱,现据唐成之《养老奉亲书》本补改。

独活半两　甘草半两

上为末，每服三钱，水一中盏，入姜半分，同煎至六分，去滓温服，不计时候。

老人补壮筋骨，治风走痦疼痛，并风气上攻下痦，**羌活丸**。

羌活　牛膝酒浴过，焙干　川楝子　白附子　舶上茴香　黄蓍去皮，锉　青盐　巴戟去心　黑附子炮制，去皮脐　沙苑　白蒺藜

上件等分，一处捣罗为末，酒煮，面糊为丸，如梧桐子大。每服十丸，空心临卧，盐汤下。看老少加减服。

老人和脾胃气，进饮食，止痰逆，疗腹痛气，调中，**木香人参散**男子女人通用方。

木香半两　人参去芦头　茯苓去黑皮，一分　白术半两，微炒　肉豆蔻去皮，一分　枇杷叶去毛，一分　厚朴去粗皮，用姜汁制　丁香半两　藿香叶一分　甘草半两，炙　干姜半两，炮　陈皮半两，汤浸去瓤

上件一十二味，修事了，秤分两，捣罗为末。每服二钱，水一盏，入生姜钱一片，枣二枚，同煎至六分，去滓温服。此药老人常服合吃。

老人和脾胃气，治胸膈痦闷，心腹刺痛，不思饮食，**枳壳木香散**男子女人通用此方。

　　木香一两　神曲杵末炒，四两　京三棱四两，炮　青橘皮去瓤，三两　甘草三两，炮　益智去皮，三两　白芷一两　桂三两　莪术三两，炮　白术微炒，二两　枳壳麸炒，炮

　　上件药，捣罗为末，每服二钱，水一盏，入生姜盐各少许，同煎至七分，并滓热服。

　　解老人四时伤寒，**四顺散**男子女人通用此方。

　　麻黄去节　杏仁去皮　甘草炙　荆芥穗以上各等分

　　上同杵为末，每服一钱，入盐汤点，热服。

　　治老人心脾积热，或流疰脚膝疼痛，**黄芪散**男子女人通用

　　黄芪　赤芍药　牡丹皮　香白芷　沙参　甘草炙　肉桂去皮　柴胡去苗　当归洗后炙

　　上件等分，捣罗为末。每服二钱，水一盏，姜三片，煎至五分，日进二服。春、冬每煎时，入蜜蒸瓜蒌煎半匙。忌粘食炙煿等物。

　　橘皮煮散　益元气，和脾胃，治伤寒。此名不换金散。但心腹诸疾，并用疗之男子女人通用。

　　橘皮去瓤秤一两用　人参　茯苓　白术各一两　木香一分　干姜炮　官桂半两，去皮秤　槟榔一两，鸡心者用　草豆蔻二个，去皮　半夏一分，麸炒　厚朴半

两,人姜一分,同杵碎,炒干　枳壳半两,去瓤麸炒　诃黎
勒五个,煨熟去核　甘草半两,炮

上件捣罗为末,每服一大钱,水一盏,姜枣同煎至
七分,热吃,不问食前食后并宜服,忌如常。

治老人脏腑冷热不调,里急后重,阑门不和,香白
芷散男子女人通用。

当归三钱,洗　白芷三钱,洗　茯苓三钱,去皮　枳
壳三钱,麸炒　木香一钱

上件为末,每服一钱,水半盏,生姜少许,同煎至
四分,温服。

治老人大小便不通,匀气散通用。

生姜半两　葱一茎,和根叶泥用　盐一捻　豉三十粒

上件四味捣烂,安脐中,良久便通。

治老人小便不通,地龙膏。

白项地龙　茴香用时看多少

上件杵汁,倾于脐内,自然便通。

治老人脚膝疼痛,不能履地,七圣散。

杜仲　续断　萆薢　防风　独活　牛膝酒浸一
宿　甘草以上各一两

上件为末,每服二钱,酒调下。

治老人脾胃一切病,温白丸,兼治脾不承受,吐
逆,泻痢,及宿食不消方通用。

半夏二两,汤洗,姜汁浸　白术一两,炮　丁香一分

上件为末,用生姜自然汁,和飞面为糊,搜和前药末为丸,如梧桐子大,浓煎生姜汤下十丸,空心服。如腹疼并呕逆,食后服。

藁本散　治妇人血气,丈夫筋骨风,四肢软弱,及卒中急风,并寸白虫,但常服并皆攻治,或要出汗解伤寒,汤使如后此方是孟相公进过。

藁本　牛膝酒浸一宿焙干　当归　麻黄去节,以上各一两　羌活　独活　防风　肉桂去粗皮秤　芍药　菊花　续断　五加皮　芎䓖　甘草　赤箭　枳壳麸炒去瓤,以上各半两　黑附子大者一个,炮制去皮脐　细辛一分,去叶秤

上件药一十八味,并须州土好者,使水洗过,细锉焙干,捣罗为末。空心温酒下二钱。如不饮酒,薄荷汤下。发汗解伤寒热,葱白,酒下二钱,并服三五服为妙。

治老人风冷展筋骨,**续断散方**。

续断一两　牛膝二两　芎一两　木瓜二两

上为细末,空心时,温酒调下一大钱。

坠痰,化涎,和脾胃,**人参半夏丸**。

半夏一两,生姜四两,取汁,先以汤洗半夏七遍,浸三日后,于日内煎干,切作饼子,焙干　白矾一两　人参一

两　茯苓一两去皮

上为末,以蒸饼水浸过,却用纸裹煨熟为丸,如绿豆大。每日空心、夜卧,用淡生姜汤下十五丸。开胃口,姜枣汤下。风涎,用皂角一条,姜三片,萝卜三片,同煎汤下。

治老人暖食药,丁香丸,消食,治一切气闷,止醋心腹胀,利胸膈,逐积滞方男子妇人通用。

大乌梅一个须是有裙襕者　巴豆一个新肥者和皮用　香墨末,炒半钱　拣丁香五个须是新者用　胡椒五粒须是黑者　干漆末,抄半钱,先炒为末　桂花末,抄半钱。香墨、干漆、桂花三味研入

上为末,用马尾罗子罗过,用醋面糊为剂,臼中杵,令匀,如绿豆大。温酒下五丸至七丸,茶下亦得。或入蜡茶末,抄三钱更妙。

香草散　治妇人气羸,肠寒,便白,食伤积滞,冷结,肠不成。温脾肺,活荣生肌,进食,益冲任二经。

莳茹　桔梗　白芷　当归　地榆　芍药　槟榔　白豆蔻各半两　麝香秤一钱

上为末,每服二钱,水一盏,姜、枣同煎至数沸,通口食前日进三服。

香枳汤　治老人大肠秘涩,调风,顺气男子妇人通用。

枳壳_{去瓤麸炒} 防风_{各一两} 甘草_{半两，炙}

上为末，每服二钱，百沸汤点服，空心，食前各一服。

治妇人男子久积虚败，壮元、补血、健胃、暖脾、止痰逆，消饮食，北亭丸。

北亭_{二两，去除沙石} 陈魏_{半两，同硇砂研令细，醋化去沙石} 川当归_{净洗去苗梢用} 厚朴_{去皮，姜汁炙令黄色} 陈橘皮_{去瓤用红，}官桂_{去皮秤} 干姜_炮 甘草_炙 川芎 胡椒_{拣好者} 缩砂_{去皮用} 大附子_{炮，去皮脐，以上各秤四两} 茯苓_{二两} 青盐_{二两，与硇砂、阿魏同醋研，去沙土} 白术_{米泔水浸一宿，切作片子，焙干} 五味子_{一两半，去沙土用之}

上件，依法修事为末，将硇砂、阿魏、醋入面，看多少，同煎稀糊，下药，更炼好蜜，同搜和拌匀，再入臼中，杵千百下，丸如酸枣大。每服一丸。空心，盐汤、茶、酒任下，嚼破。女人一切病患并宜服此。

治老人一切风，乌犀丸。

天麻_{二两} 地榆_{一两} 玄参_{一两} 川乌头_{一两，炮制去皮} 龙脑薄荷_{四两} 藿香叶_{一两} 皂角_{一挺，不蛀者，烧红入水中浸之} 龙脑_{少许} 麝香_{少许}

上为末，炼蜜为膏，如皂子大。每服一丸，嚼吃。小儿半丸，以下薄荷茶酒调下。

镇心丸 养老人心气，令不健忘，聪耳，明目方。

辰砂一两　桂一两　远志去心　人参以上各一两
茯苓二两　麦门冬去心　石菖蒲　干地黄各一两半

以上除辰砂并为末，合匀。

上炼蜜为丸，如桐子大。空心，薄荷酒吞下十丸至十五丸。留少朱砂为衣，益心气，养神，宜常服。

治老人脾肺客热，上焦滞痰，凉心润肺，消壅，**枇杷叶散**王昉进，男子女人通用。

枇杷叶炙去毛　人参　茯苓　白术　羌活　黄耆各一两　甘草炙　半夏汤洗去滑，切破焙干，各半两

上为末，每服二钱，水一盏，入生姜、薄荷，煎至七分。食后临卧温服。

羌活散 治老人耳聋，眼暗，头项腰背疼痛，浑身疮癣。此乃肾脏风所攻也。

羌活　枳壳麸炒去瓤　半夏汤浸七遍　甘草炙大腹子　防风　桑白皮各等分

上为粗末，每服二钱，水一盏，生姜煎至七分，温服。早辰、日午时、临卧各一服。

搜风顺气，治老人百疾，**七圣丸**男子女人通用。

槟榔　木香　川芎　羌活　桂心各一两　郁李仁一两，去皮尖，炒令黄色　大黄一两一分，炒

上为末，炼蜜为丸，桐子大。不计时候，温酒下七

丸，要利动，即加七丸。淡姜汤下亦得。

春时摄养第九

春属木，主发生，宜戒杀，茂于恩惠以顺生气。春肝气王，肝属木，其味酸。木能胜土，土属脾主甘。当春之时，其饮食之味，宜减酸益甘，以养脾气。肝气盛者，调嘘气以利之，顺之则安，逆之则少阳不生，肝气内变。春时阳气初升，万物萌发。正二月间，乍寒乍热。高年之人，多有宿疾。春气所攻，则精神昏倦，宿患发动。又复经冬已来、拥炉熏衾，啖炙饮热。至春成积，多所发泄，致体热头昏，膈壅涎嗽，四肢劳倦，腰脚不任，皆冬所发之疾也。常宜体候。若稍利，恐伤脏腑。别主和气凉膈化痰之药消解；或只选食治方中性稍凉，利饮食，调停与进，自然通畅。若别无疾状，不须服药。常择和暖日，引侍尊亲于园亭楼阁虚敞之处，使放意登眺，用摅滞怀，以畅生气。时寻花木游赏，以快其意。不令孤坐独眠，自生郁闷。春时，若亲朋请召，老人意欲从欢，任自邀游。常令嫡亲侍从。惟酒不可过饮。春时，人家多造冷馔、米食等，不令下与。如水团兼粽粘冷肥僻之物，多伤脾胃，难得消化，大不益老人，切宜看承。春时，遇天气燠暖，不可顿减棉衣,缘老人气弱骨疏,怯风冷,易伤肌体。但多穿夹衣,遇暖之时,一重渐减一重,即不致暴伤也。今具春时汤药如后。

春时用药诸方

治老人春时多昏倦,**细辛散**明目,和脾胃,除风气,去痰涎,男子女人通用。

细辛一两,去土　川芎二两　甘草半两,炙

上为末,每服一大钱,以水一盏煎至六分,热呷,可常服。

治老人春时热毒,风攻颈项,头痛面肿,及风毒眼涩,**菊花散**。

菊花　前胡　旋覆花　芍药　玄参　苦参　防风各等分

上为末,食后临卧,用温酒调下三钱。不饮酒,用米饮调下亦得。

治老人春时头目不利,昏昏如醉,壮热头疼,有似伤寒,**惺惺丸**通用。

桔梗　细辛　人参　甘草　茯苓　瓜蒌根　白术各一两

上为末,炼蜜为丸,如弹子大。每服一丸,温水化破。治头痛,腰痛。药入口,当下便惺惺。

治老人春时多偏正头疼，神效方通用。

旋覆花一两，焙　白僵蚕一两，炒　石膏一分，细研

上件为末，以葱煨熟，和根，同杵为丸，桐子大。急痛用葱茶下二丸。慢痛不过二服。

治老人春时胸膈不利，或时满闷，坠痰饮子。

半夏不计多少，用汤洗十遍，为末　生姜一大块　枣七枚

上二味，以水二盏，药末二钱，慢火煎至七分。临卧时，去生姜频服。

老人春时，宜吃延年草，进食顺气。御药院常合进通用。

青橘皮四两，浸洗去瓤　甘草二两，为细末　盐二两，半炒

上三味，先洗浸橘皮，去苦水，微焙；入甘草同焙干，后入盐。每早晨嚼三两叶子。通滞气大好。

治老人春时诸般眼疾发动，黄耆散，兼治口鼻生疮。

黄耆　川芎　防风　甘草　白蒺藜略炒杵去尖，出火毒，以上各一两　甘菊花三分，不得用新菊

上净洗晒干，勿更近火。捣为末，每服二钱，早晨空心日午临卧各一服。干咽，或米饮调下。暴赤、风毒、泪昏、涩、痛、痒等眼，只三服。三两日，永效。内

外障眼，久服方退。忌房室，毒物，火上食。凡患眼，切不得头上针络出血，及服皂角、牵牛等药，取一时之快，并大损眼。

治老人春时胸膈不利，痰壅气噎，及咽喉诸疾，黍粘汤方。

黍粘子三两，炒令香熟　甘草半两，炙

上为末，捣罗细末，每服一钱。食后临卧如常点之。

夏时摄养第十

夏属火，主于长养。夏心气王，心主火。味属苦。火能克金，金属肺，肺主辛。其饮食之味，当夏之时，宜减苦增辛以养肺气。心气盛者，调呵气以疏之。顺之则安，逆之则太阳不长，心气内洞。盛夏之月，最难治摄，阴气内伏，暑毒外蒸，纵意当风，任性食冷，故人多暴泄之患。惟是老人，尤宜保护。若檐下过道，穿隙破窗皆不可纳凉。此为贼风，中人暴毒。宜居虚堂净室，水次木阴洁净之处，自有清凉。每日凌晨，进温平顺气汤散一服。饮食温软，不令太饱。畏日长永，但时复进之。渴宜饮粟米温饮，豆蔻熟水，生冷肥腻尤宜减之，缘老人气弱，当夏之时，纳阴在内。以阴弱之腹，当冷肥之物，则多成滑泄。一伤正气，卒难补复，切宜慎之。若须要食瓜果之类，量虚实少为进之。缘老人思食之物，若有违阻，意便不乐。但随意与之，才食之际，以方便之言解之，往往知味便休。不逆其意，自无所损。若是气弱老人，夏至以后，宜服不燥热、平补肾气暖药三二十服，以助元气，若苁蓉丸、八味丸之类。宜往洁雅寺院中，择虚敞处，以其所好之物悦之。若要寝息，但任其意，不可令久眠。但时时令歇，久则神昏。直召年高相协之人，日陪闲话，论往昔之事，自然喜悦，忘其暑毒。细汤名茶，时为进之，晚凉方归。谨选夏时汤药如后。

夏时用药诸方

治老人夏多冷气发动，胸膈气滞噎塞，脾胃不和，不思饮食，豆蔻散。

草豆蔻四两，以姜四两炒，香黄为度，和姜用　大麦蘖子十两，炒黄　神曲四两，炒黄　杏仁四两，去尖炒熟　甘草四两，炙　干姜二两，炮制

上为末，每服一钱，如茶点之，不计时候服。

治老人夏月宜服平补下元，明目苁蓉丸。

苁蓉四两　巴戟二两　菊花二两　枸杞子二两

上为末，炼蜜为丸，桐子大。每服，盐汤下二十丸。

治老人夏月暴发腹痛及泄泻，木香丸。

轻好全干蝎二十个，每个擘三两段子，于慢火上炒，令黄熟　拣好胡椒三百粒，生　木香一分

上件药，同捣为末，湿纸裹，烧粟米饭为丸，如绿豆大。如患腹痛，每服十五丸，煎灯心陈橘皮生姜汤下。大便不调及泄泻，每服十五丸，煎陈橘皮汤下。

治老人夏月脾胃忽生冷气，心腹胀满疼闷，泄泻不止，诃子散。

诃子皮五个　大腹五个，去皮　甘草半两，炙　白术半两，微炒　草豆蔻十四个，用面裹烧，令面熟黄，去面并皮用　人参去芦头，半两

上为末，每服二钱。水一盏，入生姜少许，枣二个，同煎至六分，去滓温服。

治老人夏月因食冷，气积滞，或心腹疼痛等，宜常服。

京三棱三两，湿纸裹，煨熟透，别杵　蓬莪术二两，同上　乌药二两　益智去皮，二两　甘草三两，炙　陈橘皮二两，如乌药，用厚朴亦得

上为末，每服入盐点之，不计时候，一钱。

治老人夏月，宜服三圣丸，祛逐风冷气，进食和胃，去痰滞腰膝冷痛。

威灵仙净洗去土,拣择焙干,秤五两　干姜二两,炮制　乌头二两,炮制,去皮脐,秤

上件为末,煮枣肉为丸,如梧子大,每服十五丸至二十丸,温姜汤下。

治老人夏月,宜服平补楮实丸方,驻颜壮筋骨,补益元脏,疗积冷虚乏,一切气疾,暖胃进酒食。久服令人轻健。此神效方。

楮实半斤,轻杵去白及膜,拣择净,微微炒　鹿茸四两茄子茸为上,其次亦得,净瓦上炙,令黄色;如无,则鹿角屑代之,亦妙　大附子四两,炮,去皮脐,出火毒　怀州牛膝四两,去芦头,酒浸二宿,焙　紫巴戟四两,洗去心　金钗石斛四两,去根,拣净,细细切之　川干姜二两,炮制,急于新水内净过　肉桂二两,去粗皮

上件八味,为末。楮实子一味,用砂盆别研二日,令烂细后,旋入前药末同研拌令细匀,入煮枣肉同研拌得所,方入铁臼杵二千下。丸如桐子大,每服三十丸,温酒下。忌牛肉、豉汁。

治老人百疾,常服四顺汤。

神曲四两,入生姜四两,去皮,一处作饼子,焙干　甘草一两半,炙黄　草豆蔻一两半,先炮熟,去皮,细锉用　大麦蘖子二两,炒香熟

上件为末,盐点之,一钱。

妇人年老,夏月平补血海,活血祛风,**五倍丸**。

五倍子二两　川芎二两,锉细　菊花二两　荆芥穗二两　旋覆花二两

上为末,蜜为丸如桐子大。每日空心五更晚食后盐汤酒下十五丸。吃至半月,日觉见渐安,手足有力,眼目鲜明,进得饮食,大旺血海。请每一日三服。若见大段安乐,一日只吃一服,尤佳。

治老人脾胃弱,不思饮食,吐泻霍乱,**理中丸**。

人参　甘草　干姜　白术各等分

上为末,炼蜜为丸,桐子大。每服十五丸,食前服。

夏月消食和气,**橘红散**。

陈橘皮一斤半,汤浸洗五七度,用净巾拭干后,用生姜五两,取自然汁,拌橘皮令匀,腌一宿,焙干,秤一斤　肉豆蔻半两　甘草五两

上先将甘草寸截,用白盐五两,一处同炒,候盐红色,甘草赤色为度,一处为末,如茶点之。

夏月平胃,补老人元脏虚弱,腑气不顺,壮筋骨,益颜容,固精髓,**八仙丸**。

泽泻三两　茯苓二两,去粗皮　牡丹三两　官桂二两　附子三两,炮,去皮脐　生干地黄八两,洗干,杵　山茱萸四两　干薯药四两,微炒炙

上事持了焙干,惟桂不焙,为末,炼蜜为丸,如桐子大。每日空心,温酒或盐汤下三十丸。

秋时摄养第十一

秋属金,主于萧杀,秋肺气旺。肺属金,味属辛,金能克木,木属肝,肝主酸。当秋之时,其饮食之味,宜减辛增酸以养肝气。肺气盛者,调咽气以泄之,顺之则安,逆之则太阴不收,肺气焦满。秋时,凄风惨雨,草木黄落。高年之人,身虽老弱,心亦如壮。秋时思念往昔亲朋,动多伤感。季秋之后,水冷草枯,多发宿患,此时人子最宜承奉,晨昏体悉,举止看详。若颜色不乐,便须多方诱说,使役其心神,则忘其秋思。其新登五谷,不宜与食,动人宿疾。若素知宿患,秋终多发,或痰涎喘嗽,或风眩痹癖,或秘泄劳倦,或寒热进退,计其所发之疾,预于未发以前,择其中和应病之药,预与服食,止其欲发。今布秋时汤药如后。

秋时用药诸方

治老人一切泻痢,**七宝丹**。此药,如久患泻痢,诸药疗不差者,服此药无不差。若老人反脾泄滑,大宜服此药。

附子炮　当归　陈橘皮　干姜以上各一两　吴茱

萸　厚朴以姜汁炙　南椒以上三味各半两　舶上硫磺

一两

上件七味，细锉，以慢火焙过，捣罗为末，与硫磺末同拌匀一处，煎米醋和作两剂，却以白面半斤，和令得所，亦令分作两剂，用裹药，如烧饼法，用文武火煨，令面熟为度，去却面，于臼中捣三百下，丸如桐子大。如患诸般泻痢，以米汤下二十丸，空心，日午服。如患气痛及宿食不消，以姜盐汤下二十丸，空心，日午服。如患气痛及宿冷并无忌。此方如神如圣，其效无及。

治老人乘秋，脏腑虚冷滑泄不定，摄脾丸。

木香　诃子炮去核　厚朴生姜汁，炙　五倍子　白术各等分

上为末，用烧粟米饭为丸，桐子大，每服十丸，米饮送下。

治老人秋肺壅滞，涎嗽间作，胃脘痰滞，塞闷不快，威灵仙丸。

干薄荷取末，一两　皂角一斤，不蛀，肥者，以河水浸，洗去黑皮，用银石器内，用河水软揉去滓，绢滤去粗，熬成膏　威灵仙洗泽去土，焙干，为末，四两

上入前膏,搜丸如桐子大,每服三十丸,临卧生姜汤吞下。

治老人脾脏泄泻,中心气不和,精神倦怠,不思饮食,神授高青丸。

高良姜　青木香各一两

上二味为末,煮枣肉为丸,桐子大,干姜汤下,十五丸至二十丸。

治老人秋后多发嗽,远年一切嗽疾,并劳嗽痰壅。保救丹。

蛤蚧一个,如是丈夫患,取腰前一截,雄者用之。女人患,取雌者,腰后一截用之　不蛀皂角二挺,涂酥炙,去黑皮并子　干地黄一分,熟蒸如饧　五味子一分　杏仁一分,去皮尖,用童子小便浸一伏时,入蜜炒黄色　半夏一分,浆水煮三七遍　丁香少许

上为末,炼蜜为丸,如桐子大,每日食前,一服五丸,姜汤下。

治老人膈滞,肺疾,痰嗽,生姜汤。

杏仁四两,去皮尖　生姜六两,去皮,细横切之　甘草三分　桃仁半两,去皮尖　盐花三两

上以杏仁、桃仁、姜,湿纸同裹煨,砂盆内研极细,后入甘草、盐,再研,洁器贮之,汤点服。

治诸般腹泻不止,及年高久泻,健脾散。

川乌头炮去皮脐,三分　厚朴去皮,姜汁制　甘草炙
干姜炮,各一两

上为末,每服一钱,水三合,生姜二片,煎至二合,
热服。并进二服立止。

冬时摄养第十二

冬属水,主于敛藏,冬肾气旺,肾属水,味属咸。
水克火,火属心,心主苦。当冬之时,其饮食之味,宜
减咸而增苦以养心气。肾气盛者,调吹气以平之,顺
之则安,逆之则少阴不藏,肾之水独沉。三冬之月,最
宜居处密室,温暖衾服,调其饮食,适其寒温,大寒之
日,山药酒、肉酒,时进一杯,以扶衰弱,以御寒气。不
可轻出触冒寒风。缘老人血气虚怯,真阳气少,若感
寒邪,便成疾患。多为嗽吐逆麻痹昏眩之疾。炙煿煎
炒之物,尤宜少食。冬月阳气在内,阴气在外,池沼之
中,冰坚如石,地裂横璺,寒从下起。人亦如是。故盛
冬月,人多患膈气满急之疾。老人多有上热下冷之
患。如冬月阳气在内,虚阳上攻,若食炙煿燥热之物,
故多有壅噎、痰嗽、眼目之疾。亦不宜澡沐,阳气内蕴
之时,若加汤火所逼,须出大汗。高年人阳气发泄,骨
肉疏薄,易于伤动,多感外疾。惟早眠晚起,以避霜

威。晨朝宜饮少醇酒,然后进粥。临卧宜服微凉膈化痰药一服。今列冬时汤药如后。

冬时用药诸方

治老人大肠风燥气秘,陈橘丸霍大使与冯尚药同定此方

陈橘皮去瓢,一两　槟榔细锉半两　木香一分　羌活去芦头,半两　防风去芦头,半两　青皮去瓢,半两　枳壳麸炒去瓢,半两　不蛀皂角两挺,去黑皮,酥炙黄　郁李仁一两,去皮尖,炒黄　牵牛微炒,杵,细罗,取末,二两

上为末,郁李仁、牵牛同研拌匀,炼蜜为丸,桐子大。每服二十丸,食前用姜汤下。未利,渐加三十丸,以利为度。

老人有热,壅滞不快,大肠时秘结。诸热毒生疮,搜风顺气,牵牛丸。

牵牛二两,饭甑蒸过　木通一两　青橘一两,去瓢　桑白皮一两　赤芍药一两　木香半两

上为末,炼蜜为丸,如桐子大。每服十五丸至二十丸。丈夫酒下;妇人血气,醋汤下。

解老人热秘方。

大附子一个,烧留性,研为末,每服一钱,热酒调下

食治养老序第十三

昔圣人诠置药石疗诸疾病者，以其五脏本于五行。五行有相生胜之理也。荣卫本于阴阳，阴阳有逆顺之理也。故万物皆禀阴阳五行而生，有五色焉，有五味焉，有寒热焉，有良毒焉。人取其色味冷热良毒之性归之五行，处以为药，以治诸疾。顺五行之气者，以相生之物为药以养之。逆五行之气者，以相胜之物为药以攻之，或泻母以利子，或益子以补母，此用药之奇法也。经曰："天地万物之盗，人万物之盗。"人所以盗万物，为资养之法，其水陆之物为饮食者，不啻千品。其五色、五味、冷热、补泻之性，亦皆禀于阴阳五行，与药无殊。大体用药之法，以冷治热，以热治冷，实则泻之，虚则补之。此用药之大要也。人若能知其食性，调而用之，则倍胜于药也。缘老人之性，皆厌于药而喜于食，以食治疾胜于用药。况是老人之疾，慎于吐利，尤宜用食以治之。凡老人有患，宜先以食治，食治未愈，然后命药，此养老人之大法也。是以善治病者，不如善慎疾。善治药者，不如善治食。今以《食医心镜》《食疗本草》《诠食要法》《诸家治馔》，泊《太平圣惠方·食治诸法》类成《养老食治方》。各开门目，用治诸疾，具列于后。为人子者，宜留意焉。

食治老人诸疾方第十四

食治养老益气方

食治老人补虚益气，牛乳方。

牛乳五升　荜茇末一两

上件药，入银器内，以水三升和乳合煎。取三升后，入瓷合中，每于食前，暖一小盏服之。

食治老人补虚羸乏气力，法制猪肚方。

獖猪肚一枚，洗如食法　人参半两，去芦头　干姜二钱，炮制，锉　椒二钱，去目，不开口者，微炒去汗　葱白七茎，去须切　糯米二合

上件捣为末，入米合和相得，入猪肚内，缝合，勿

令泄气。以水五升,于铛内微火煮,令烂熟,空心服,放温服之。次暖酒一中盏,饮之。

老人益气,牛乳方。

牛乳最宜老人,平补血脉,益心,长肌肉。令人身体康强润泽,面目光悦,志不衰。故为人子者,常须供之以为常食。或为乳饼;或作断乳等,恒使恣意,充足为度。此物胜肉远矣。

食治老人养老,以药水饮牛,取乳服食方。

钟乳一斤,上好者,细研　人参三两,去芦头　甘草五两,炙微赤,锉　干地黄三两　黄芪三两,锉　杜仲三两,去皱皮用　肉苁蓉六两　白茯苓五两　麦冬四两,去心　薯蓣六两　石斛二两,去根,锉

上药为末,以水三斗,先煮粟米七升为粥,放盆内,用药一两,搅令匀,少和冷水,与渴牛饮之令足,不足更饮之一日,饮时患渴,不饮清水。平旦取牛乳服之,生熟任意。牛须三岁以上,七岁以下,纯黄色者为上,余色为下。其乳常令犊子饮之。若犊子不饮者,其乳动气,不堪服也。慎禁猪、鱼、生、冷、陈、臭。其乳牛清洁养之,洗刷饮饲须如法,用心看之。

食治老人频遭重病,虚羸,不可平复,宜服此,枸杞煎方。

生枸杞根细锉,一斗,以水五斗煮,取一斗五升澄清

白羊脊骨一具，锉碎

上件药以微火煎取五升，去滓收入瓷合中，每服一合与酒一小盏，合暖。每于食前温服。

食治老人补五劳七伤虚损法，**煮羊头方**。

白羊头蹄一付　胡椒半两　荜茇半两　干姜半两
葱白切半升　豉半斤。头蹄须用草火烧令黄色，刮去灰尘

上件药，先以水煮头蹄半熟，内药更煮令烂，去骨，空腹适性食之。日食一具，满七具即止。禁生冷醋滑五辛陈臭猪鸡等七日。

治老人大虚羸困极，宜服煎**猪肪方**。

猪肪不中水者，半斤

上入葱白一茎，于铫内煎令葱黄即止，候冷暖如身体，空腹频服之，令尽暖，盖覆卧至日晡后，乃白粥调糜。过三日后，宜服羊肝羹。

羊肝羹方。

羊肝一具，去筋膜，细切　羊脊膂肉二条，细切　曲末半两　枸杞根五斤，锉，以水一斗五升煎，取四升去滓

上用枸杞汁煮前羊肝等，令烂，入豉一小盏，葱白七茎切，用五味调和作羹，空腹食之。后三日慎食如上法。

食治老人补虚劳，**油面馎饦方**。

生胡麻油一升　浙粳米泔清一斤

上二味，以微火煎尽泔清乃止，出贮之，取合盐汤二合，将和面作馎饦，煮令熟，入五味食之。

食治明目方

食治人肝脏虚弱，远视无力，补肝猪肝羹方。

猪肝一具，细切，去筋膜　　葱白一握，去须切　　鸡子二枚

上以豉汁中煮作羹，临熟打破鸡子投在内食之。

又方

青羊肝一具，细切，水煮熟，漉干

上以盐酱醋和食之，立效。

又方

葱子半斤，炒熟

上为末，每服一匙。以上二大盏，煎取一盏，去滓，入米煮粥食之。

食治老人青白翳，明目除邪气，利大肠，去寒热，马齿实拌葱豉粥方。

马齿实一升

上为末，每服一匙，煮葱豉粥和搅食之。马齿菜作羹粥吃，并明目，极佳。

食治老人肝脏风虚眼暗，乌鸡肝粥方。

乌鸡肝一具，细切

上以豉和米作羹粥食之。

食治老人目暗不明，苍耳子粥方。

苍耳子半两　粳米三合

上件捣苍耳子烂，用布绞滤，以水一升，取汁和米煮粥食之。或作散煎服亦佳。

食治老人热发眼赤涩痛，栀子仁粥方。

栀子仁一两

上为末，分为四服。每服用米三合煮粥，临熟时，下栀子末一分，搅令匀，食之。

食治老人益精气，强志意，聪利耳目，鸡头实粥方。

鸡头实三合

上煮令熟，去壳，研如膏，入粳米一合煮粥。空腹食。

治老人补中明目，利小便，蔓菁粥方。

蔓菁子二合，粳米三合。

上捣碎，入水二大盏，绞滤取汁，着米煮粥。空心食之。

食治老人益耳目聪明，补中强志，莲实粥方。

莲实半两，去皮，细切，糯米三合。

上先以煮莲实令熟，次入糯米作粥，候熟入莲实搅令匀，热食之。

食治老人膈上风热，头目赤痛，目赤眈眈，竹叶粥方。

竹叶五十片，净洗，石膏三两，砂糖一两，淅粳米三合。

上以水三大盏，煎石膏等二味，取二盏去滓澄清，用煮粥，入砂糖食之。

食治耳聋耳鸣诸方

食治老人久患耳聋，养肾脏，强骨气，磁石猪肾羹方。

磁石一斤，杵碎，水淘去赤，用绵裹　猪肾一对，去脂膜，细切

上以水五升煮磁石，取二升去磁石，投肾，调和以葱豉姜椒作羹。空腹食之。作粥及入酒并得，磁石常留起，依前法用之。

食治老人肾气虚损耳聋，鹿肾粥方。

鹿肾一对，去脂膜，切　粳米三合

上于豉汁中相和，煮作粥，入五味如法调和。空腹食之。作羹及作酒并得。

食治老人五脏气壅、耳聋，乌鸡膏粥方。

乌鸡脂一两　粳米三合

上相和煮粥，入五味调和，空腹食之。乌鸡脂和

酒饮亦佳。

食治老人耳聋不差，**鲤鱼脑髓粥方**。

鲤鱼脑髓二两　粳米三合

上煮粥，以五味调和，空腹服之。

食治老人肾脏气惫耳聋，**猪肾粥方**。

猪肾一两,去膜,细切　葱白二茎,去须切　人参一两,去芦头　防风一分,去芦　粳米二合　薤白去茎,去须

上件药末，并米葱薤白着水下锅中煮，候粥临熟，拨开中心，下肾，莫搅动，慢火更煮良久，入五味。空腹食之。

食治五劳七伤诸方

食治老人五劳七伤，下焦虚冷，小便遗精，宜食暖腰壮阳道饼子方。

附子一两,炮裂,去皮脐　神曲面三两　干姜一两,炮制,锉　桂心一两　五味子一两　肉苁蓉一两半,酒浸一宿,刮去皱皮,炙干　菟丝子一两,酒浸三日,曝干为末　羊髓二两　大枣二十枚,煮去皮核　酥二两　蜜四两　白面一斤　黄牛乳一斤半　汉椒半两,去目及闭口者,微炒去汗

上为末，入面以酥蜜髓乳相和，入枣瓤，熟搜于盆中，盖覆勿令通风。半日久，即将出，更搜令熟，捍

作糊饼大,面上以筋挑之,即入炉燠中,上下以火煿令熟。每日空腹服五枚。一方入酵和更佳。

食治老人五劳七伤,益下元,壮气海。服经月余,肌肉充盛。老成少年宜服食,**雌鸡粥方**。

黄雌鸡一只,去毛、脏腹　肉苁蓉酒浸一宿,一两,刮去皱皮,细切　生薯蓣一两,切　阿魏少许,炼过　粳米二合,淘入

以上先将鸡烂煮擘骨,取汁,下米及鸡肉苁蓉等,都煮粥,入五味。空心食之。

食治五劳七伤,阳气衰弱,腰脚无力,宜食羊肾苁蓉羹方。

羊肾一对,去筋膜脂,细切　肉苁蓉一两,酒浸一宿,刮去皱皮,细切

上件药和作羹,着葱白、盐、五味末等,一如常法。空腹服之。

食治老人五劳七伤,阳气衰弱,强益气力,鹿肾粥方。

鹿肾一对,去脂膜,细切　肉苁蓉二两,酒浸一宿,刮去皮,切　粳米二合

上件药,先以水二盏,煮米作粥,欲熟,下鹿肾、苁蓉、葱。

食治老人虚损羸瘦诸方

食治老人脏腑虚损羸瘦，阳气乏弱，雀儿粥方。

雀儿五只，治如食法，细切　粟米一合　葱白三茎，切

上先将雀儿炒肉，次入酒一合，煮少时，入水二大盏半，下米煮作粥。欲熟下葱白五味等候熟。空心服之。

食治老人虚损羸瘦，下焦久冷，眼昏耳聋，骨汁煮饼方。

大羊尾骨一条，以水五大盏，煮取汁二大盏五分　葱白五茎，去须，切　面三两　陈橘皮一两，汤浸，去白瓤，焙　羊肉四两，细切　荆芥一握

上件药都用骨汁煮五七沸，去滓，用汁少许，后搜面作索饼，却于汁中与羊肉煮，入五味，空腹服之。

食治老人虚损羸瘦，助阳壮筋骨，羊肉粥方。

羊肉二斤　黄耆一两，生锉　人参一两，去芦头　白茯苓一两　枣五枚　粳米三合

上件药，先将肉去脂皮，取精膂肉，留四两细切。余一斤十二两，以水五大盏，并黄耆等，煎取汁三盏，去滓，入米煮粥，临熟下切了生肉，更煮，入五味调和，空心食之。

食治老人虚损羸瘦，令人肥白光泽，鸡子索

饼方。

白面四两　鸡子四两　白羊肉四两,炒,作臛

上件以鸡子清搜面作索饼,于豉汁中煮令熟,五味和臛,空腹食之。

食治老人肾气损,阴萎,固痹风湿,肢节中痛,不可持物,石英水煮粥方。

白石英二十两　磁石三十两,槌碎

上件药以水二斗,器中浸,于露地安置,夜即揭盖,令得星月气。每日取水作羹粥,及煎茶汤吃,皆用之。用却一升,即添一升。如此经年,诸风并差,气力强盛,颜如童子。

食治老人脾胃气弱方

食治老人脾胃气弱,不多食,四肢困乏无力黄瘦,羊肉索饼方。

白羊肉四两　白面六两　生姜汁二合

上以姜汁搜面,肉切作臛头,下五味椒葱煮熟。空心食之。日一服,如常作益佳。

食治老人脾胃气弱,食饮不下,虚劣羸瘦,及气力衰微,行履不得,鲫鱼熟脍方。

鲫鱼肉半斤,细作脍

上投豉汁中煮令熟,下胡椒莳萝,并姜橘皮等末

及五味，空腹食。常服尤佳。

食治老人脾胃气弱，饮食不多，羸乏，藿菜羹方。

藿菜四两，切之　鲫鱼肉五两

上煮作羹，下五味椒姜，并调少面。空心食之。常以三五日服，极补益。

食治老人脾胃气弱，不能饮食，多困无力，酿猪肚方。

猪肚一个，肥者，净洗之　人参末半两　橘皮末半两　猪脾二枚，细切　饭半碗　葱白半握

上总内猪肚中相和，入椒酱五味讫，缝口合蒸之，令烂熟。空心渐食之，能作三两剂，兼补劳。

食治老人脾胃气弱，不多进食，行步无力，黄瘦气微，见食即欲吐，鸡子馎饦方。

鸡子三枚　白面五两　白羊肉五两，作臛头

上件以鸡子白搜面，如常法作之，以五味煮熟，空心食之，日一服。常作极补虚。

食治老人脾胃气弱，食不消化，羸瘦，举动无力，多卧，曲末索饼子方。

曲末二两，捣为面　白面五两　生姜汁三两　白羊肉二两，作臛头

上以姜汁搜曲末和面作之，加羊肉臛头，及下酱椒五味，煮熟。空心食之，日一服。常服尤益。

食治老人脾胃气弱,劳损,不下食,羊脊粥方。

大羊脊骨一具,肥者,槌碎　青粟米四合,净淘

上以水五升,煎取二升汁,下米煮作粥,空心食之。可下五味常服。其功难及,甚效。

食治老人脾胃气弱,干呕,不能下食,羊血方。

羊血一斤,鲜者,面浆作片　葱白一握　白面四两,捍切

上煮血令熟,渐食之,三五服,极有验,能补益脏腑。

食治老人脾胃气弱虚,呕吐不下食,渐加羸瘦,粟米粥方。

粟米四合,净淘　白面四两

上以粟米拌面令匀,煮作粥。空心食之,一日一服。极养肾气和胃。

食治老人饮食不下,或呕逆虚弱,生姜汤方。

生姜二两,去皮,细切　浆水一升

上和少盐,煎取七合。空心常作,开胃进食。

食治老人脾胃虚弱,恶心,不欲饮食,常呕吐,虎肉炙方。

虎肉半斤,切作脔　葱白半握,细切

上件以椒酱五味调炙之。空心食,冷为佳,不可热食,损齿。

食治老人脾胃气弱，不多食，瘦瘦，黄雌鸡馄饨。

黄雌鸡肉五两　　白面七两　　葱白二合，切细

上以切肉作馄饨，下椒酱五味调和，煮熟。空心食之，日一服。皆益脏腑，悦泽颜色。

食治老人泻痢诸方

食治老人脾胃气冷，痢白脓涕，腰脊疼痛，瘦弱无力，鲫鱼熟鲙。

鲫鱼肉九两，切作鲙　　豉汁七合　　干姜半两　　橘皮末半两

上以椒酱五味调和，豉汁沸即下鲙鱼，煮熟下二味，空心食之。日一服。其效尤益。

食治老人肠胃冷气，痢不下止，赤石脂馎饦方。

赤石脂五两，碎筛如面　　白面七两

上以赤石脂末和面，搜作之，煮熟，下葱酱五味臛头，空心食之。三四服皆愈。

食治老人脾胃气冷，肠数痢，黄雌鸡炙方。

黄雌鸡一只，如常法

上以五味椒酱刷炙之，令熟。空心渐食之，亦甚补益脏腑。

食治老人脾胃虚气，频频下痢，瘦乏无力，猪肝煎。

獖猪肝一具，去膜，切作片，洗去血　好醋一斤

上以醋煎肝，微火令泣尽干，即空心常服之，亦明目温中，除冷气。

食治老人脾胃虚弱，冷痛，泄痢无常，不下食，椒面粥方。

蜀椒一两，熬捣为末　白面四两

上和椒拌之令匀，即煮，空心食之，日一服尤佳。

食治老人冷热不调，下痢赤白，腹痛不止，甘草汤方。

甘草一两，切熬　生姜一两，刮去皮，切　乌豆一合

上以水一升，煎取七合，去滓。空心服之，不过三日服，愈。

食治老人赤白痢，刺痛，不多食，痿瘦，鲫鱼粥方。

鲫鱼肉七两　青粱米四两　橘皮末一分

上相和煮作粥，下五味椒酱葱调和。空心食之，二服。亦治劳和脏腑。

食治老人肠胃虚冷泄痢，水谷不分，薤白粥方。

薤白一握，细切　粳米四合　葱白三合，细切

上相和作羹，下五味椒酱姜。空心食，常作取效。

食治老人脾虚气弱，食不消化，泄痢无定，曲末粥方。

神曲二两，炙，捣罗为末　青粱米四合，净淘

上相和煮粥。空心食之，常三五服立愈。

食治老人赤白痢，日夜无度，烦热不止，车前子饮。

车前子五合，绵裹，用水二升，煎取一升半汁　青粱米三合

上取煎汁煮作饮。空心食之，日三服，最除热毒。

食治老人痢不止，日渐黄瘦无力，不多食，黍米粥方。

黍米四合，净淘，阿胶一两，炙为末。

上煮粥，临熟下胶末，调和。空心食之，一服尤效。

食治老人下痢赤白，及水谷不度，腹痛，马齿菜方。

马齿菜一斤，净淘洗。

上煮令熟，及热，以五味或姜醋渐食之。其功无比。

食治老人烦渴热诸方

食治老人烦渴口干，骨节烦热，枸杞饮方。

枸杞根白皮一升　小麦一升，净淘　粳米三合，研

上以水一斗煮二味，取七升汁，下米作饮，渴即渐服之。

食治老人烦渴不止，饮水不定，转渴，舌卷干焦，大麦汤方。

大麦二升　赤饧二合

上以水七升，煎取五升，去滓，下饧调之。渴即服愈。

食治老人烦渴，小便黄色无度，黄雌鸡羹方。

黄雌鸡一只，如常法　粳米二合，淘淅　葱白一握

上切鸡和煮作羹，下五味，少着盐。空心食之，渐进当效。

食治老人消渴热中，饮水不止，小便无度，烦热，猪肚方。

猪肚一具，肥者，净洗之　葱白一握　豉五合，绵裹

上煮烂熟，下五味调和，空心，切渐食之，渴即饮汁。亦治劳热皆差。

食治老人烦渴，脏腑干枯，渴不止，野鸡臛方。

野鸡一只，如常法　葱白一握　粳米二合，细研

上切作相和羹作臛，下五味椒酱。空心食之，常作服佳妙。

食治老人烦渴，饮水不足，日渐羸瘦困弱，兔头饮方。

兔头一枚，净洗之　豉心五合，绵裹

上以水七升，煮取五升汁，渴即渐饮之，最效。

食治老人消渴烦闷,常热,身体枯燥黄瘦,牛乳方。

牛乳一升,真者,微熬

上空心分为二服。极补益五脏,令人强健光悦。

食治老人消渴,壮热,躁不安,兼无力,青粱米饮方。

青粱米一升,净洗,淘之,研令细

上以水三升和煮之,渴即渐饮。服之极治,热躁并除。

食治老人消渴热中,饮水无度,常若不足,青豆方。

青豆二升,净淘

上煮令烂熟。空心饥即食之,渴即饮汁,或作粥食之,任性亦佳。

食治老人消渴烦热,心神狂乱,躁闷不安,冬瓜羹方。

冬瓜半斤,去皮　豉心一合,绵裹　葱白半握

上以和煮作羹,下五味调和,空心食之。常作粥佳。

食治老人消渴消中,饮水不足,五脏干枯,芦根饮子。

芦根切,一升,水一斗,煎取七升半　青粱米五合

上以煎煮饮。空心食之，渐进为度，益效。忌咸食炙肉熟面等。

食治老人消渴，诸药不差，黄瘦力弱，**鹿头方**。

鹿头一枚，炮，去毛，净洗之

上煮令烂熟。空心，日以五味食之，并服汁，极效。

食治老人水气诸方

食治老人水气病，身体肿，闷满气急，不能食，皮肤欲裂，四肢常疼，不可屈伸，**鲤鱼臛方**。

鲤鱼肉十两　葱白一握　麻子一升，熬细研

上以水滤麻子汁，和煮作臛，下五味椒姜调和。空心时渐服之，常服尤佳。

食治老人水气病，四肢肿闷沉重，喘息不安，**水牛肉方**。

水牛肉一斤，鲜

上蒸令烂熟，空心，切，以五味姜醋渐食之，任性为佳。

食治老人水气浮肿，身皮肤燥痒，气急不能下食，心腹胀满，气欲绝，**貒肉羹方**。

貒肉一斤，细切　葱白半握，切　粳米三合，淅

上和煮作羹，下五味椒姜，空心常食之，最验。

食治老人水气肿满，身体疼痛，不能食，麻子粥方。

冬麻子一升,研取汁　鲤鱼肉七两,切

上取麻子汁，下米四合，和鱼煮作粥，以五味葱椒。空心食，日二服，频作皆愈。

食治老人水气胀闷，手足浮肿，气急烦满，赤豆方。

赤小豆三升,淘净　樟柳根好者,切一升

上和豆煮烂熟。空心常食豆，渴即饮汁，勿别杂食。服三二服，立效。

治老人水气，面肿腹胀，喘乏不安，转动不得，手足不仁，身体重困，或疼痛，郁李仁粥方。

郁李仁二两,研,以水滤取汁　薏苡仁五合,淘

上以煎汁作粥，空心食之，日二服，常立效。

食治老人水气，面目手足浮肿，腹胀，风急，桑白皮饮。

桑白皮四两,切　青粱米四合,研

上以桑汁煮作饮，空心渐食，常服尤佳益。

食治老人水气疾，心腹胀满，四肢烦疼无力，白煮鲤鱼方。

鲤鱼一头,重二斤,煮如常法　橘皮二两

上和煮令烂熟。空心，以二味少着盐食之，常服，

并饮少许汁,将理为验。

食治水气胀满,手足俱肿,心烦闷无力,**大豆方**。

大豆二升　白术二两　鲤鱼一斤

上以水和煮,令豆烂熟。空心常食之鱼豆,饮其汁,尤佳。

食治老人水气,身体虚肿,面目虚胀,**水牛皮方**。

水牛皮二斤,刮去毛,净洗　橘皮一两

上相和,煮令烂熟,切,以生姜醋五味渐食之。常作尤益。

食治喘嗽诸方

食治老人上气急,喘息不得,坐卧不安,**猪颐酒方**。

猪颐三具,细切　青州枣三十枚

上以酒三升浸之,若秋冬三五日,春夏一二日,密封头。以布绞去滓,空心,温,任性渐服之,极验。切忌咸热。

食治老人上气咳嗽,胸中妨满急喘,**桃仁粥方**。

桃仁三两,去皮尖,研,青粱米二合,净淘。

上调桃仁和米煮作粥。空心食之,日一服尤益。

食治老人上气咳嗽,烦热干燥,不能食,**饧煎方**。

寒食饧四两　干地黄生者汁,一升　白蜜三合上相和，微火煎之令稠。即空心每日含半匙，细咽汁。食后亦服。除热最效。

食治老人上喘咳嗽，身体壮热，口干渴燥，猪脂方。

猪肪脂一斤，切作脔

上于沸汤中投煮之，空心以五味渐食之。其效不可比，补劳治百病。

食治老人上喘咳嗽，气急，面目浮肿，坐卧不得，苏煎方。

土苏四两　鹿髓三合　生地黄汁一升

上相和，微火煎之，如饧即止。空心及食后常含半匙，细咽汁，三两日即差。

食治老人气急，胸胁逆满，食饮不下，枣煎方。

青州枣三十枚，大者去核　土苏三两　饧二合

上相和，微火温令消，即下枣搅之相和，以微火煎，令苏、饧泣尽即止，每食上即啖一二枚，渐渐咽汁为佳。忌咸热炙肉。

食治老人咳嗽，胸胁引痛，即多唾涕，煨藜方。

黄藜一大颗，刺作五十孔　蜀椒五十粒　面二两

上以蜀椒每孔内一颗，软面软裹，放于塘灰水中，候煨令熟，去面，冷。空心切食，用三二服尤佳。不当及热食之益甚，须羊肚肝羹治之。

食治老人上气咳嗽喘急，烦热，不下食，食即吐逆，腹胀满，**姜糖煎方**。

生姜汁五合　砂糖四两

上相和，微火温之，一二十沸即止。每度含半匙，渐渐下汁。

食治老人咳嗽虚热，口舌干燥，涕唾浓粘，**甘蔗粥方**。

甘蔗汁一升半　青粱米四合，净淘

上以蔗汁煮粥。空心渐食之，日一二服，极润心肺。

食治老人上气热咳嗽，引心腹痛满闷，**桃仁煎方**。

桃仁二两，去皮尖，熬末　赤饧四合

上相和，微煎三五沸即止。空心每度含少许，渐渐咽汁，尤益。

食治老人咳嗽烦热，或唾血，气急，不能食，**地黄饮方**。

生地黄半斤，研如水，取汁

上以地黄汁煎作膏。空心渐食之，日一服极效。

食治脚气诸方

食治老人脚气烦热，流肿入膝，满闷，**猪肚生方**。

猪肚一具，肥者，细切作生

上以水洗，布绞令干，好蒜、醋、椒、酱五味。空心常食之。亦治热劳，补益效。

食治老人脚气毒闷，身体不任，行履不能，**紫苏粥方**。

紫苏子五合，熬，研细，以水投取汁　粳米四合，净淘

上煮作粥，临熟下苏汁调之。空心而食之，日一服。亦温中。

食治老人脚气逆闷，呕吐冲心，不能下食，**猪肾生方**。

猪肾二只，去膜，细切作生

上以蒜醋五味，空心食之，日一服佳极。

食治老人脚气冲逆，身肿脚肿，大小便秘涩不通，气息喘急，饮食不下，**郁李仁饮方**。

郁李仁二两，细研，以水滤取汁　薏苡仁四合，淘研净

上以相和煮饮，空心食之。一二服极验。

食治老人脚气逆，心闷烦躁，心神狂误，**鲤鱼臛方**。

鲤鱼一斤，取肉　莼菜四两　粳米三合，研

上切以葱白一握，相和煮臛，下五味椒姜调和，空心食之。常服亦治水气。

食治老人脚气烦闷，或吐逆不下食，痹弱，**麻子粥方**。

麻子一斤，熬研，水滤取汁　　粳米四合，净淘

上以麻子汁作粥，空心食之，日一服尤益。亦中治冷气。

食治老人脚气烦躁，或逆心，间惯吐逆，水牛头方。

水牛头一枚，炮去毛，洗之

上煮令烂熟，切以姜醋五味，空心渐渐食之，皆效。

食治老人脚气毒冲心，身面浮肿，气急，熊肉腌方。

熊肉二斤，肥者，切作块

上切，以五味作腌腊，空心日炙食之。亦可作羹粥，任性食之，极效。

食治老人脚气攻心烦闷，胸腹胀满，乌鸡羹方。

乌鸡一只，治如常法　　葱白一握，细切　　米二合，研

上煮令熟，空心切以五味作羹，常食之为佳。

食治老人脚气，肾虚气损，脚膝无力，困乏，生栗方。

生栗一斤，以蒸熟，透风处悬令干

上以每日空心常食十颗。极治脚气，不测有功。

食治老人脚气烦痹，缓弱不随，行履不能，猪肾粥方。

猪肾二只,去膜切细　粳米四合,淘　葱白半握

上和煮作粥,下五味椒姜。空心食之,日一服,最验。

食治老人脚气痹弱,五缓六急,烦躁不安,豉心酒方。

豉心三升,九蒸九曝为佳　酒五升

上以酒浸一二日。空心任意温服三盏,极效。

食治诸淋方

食治老人五淋,小便涩痛,常频不利,烦热,麻子粥方。

麻子五合,熬研,水滤取汁　青粱米四合,淘之

上以麻子汁煮作粥。空心渐食之,一日二服。常益佳。

食治老人淋病,小便不通利,秘涩少痛,榆皮索饼方。

榆皮二两,切,用水三升煮取一升半汁　白面六两

上搜面作之,于榆汁拌煮,下五味葱椒。空心食之,常三五服,极利水道。

食治老人五淋病,身体烦热,小便痛不利,浆水饮。

浆水三升,酸美者　青粱米三合,研

上煮作饮,空心渐饮之。日二三服,亦宣利效。

食治老人淋,小便秘涩,烦热燥痛,四肢寒栗,**葵菜羹方**。

葵菜四两,切　青粱米三合,研　葱白一握

上煮作羹,下五味椒酱。空心食之,极治小便不通。

食治老人淋,烦热,小便茎中痛,涩少不快利,**青豆方**。

青豆二升　橘皮二两　麻子汁一升

上煮豆,临熟即下麻子汁,空心渐食之,并服其汁,皆验。

食治老人五淋,久不止,身体壮热,小便满闷,**小麦汤方**。

小麦一升　通草二两

以上水煮取三升,去滓,渐渐食之,须臾当差。

食治老人淋病,小便长涩不利,痛闷之极,**苏蜜煎方**。

藕汁五合　白蜜五合　生地黄汁一升

上相和,微火煎之,令如饧。空心含半匙,渐渐下。饮食了亦服。忌热食炙肉。

食治老人五淋燥痛,小便不多,秘滞不通,**苏粥方**。

土苏二两　　青粱米四合，淘净　　浆水二升

上煮作粥，临熟下苏搅之。空心食之，日一服尤佳。

食治老人淋病，小便下血，身体热盛，车前子饮。

车前子五合，绵裹，水煮，取汁　　青粱米四合，淘研

上煮，煎汁作饮。空心食之。常服亦明目去热毒。

食治老人五淋秘涩，小便禁痛，膈闷不利，蒲桃浆方。

蒲桃汁一升　　白蜜三合　　藕汁一升

上相和，微火温，三沸即止。空心服五合，食后服五合，常以服之，殊效。

食治噎塞诸方

食治老人胸膈妨塞，食饮不下，渐黄瘦，行履无气软弱，羊肉索饼方。

羊肉白者四两，切作臛头　　白面六两　　橘皮末，一分

上捣姜汁搜面，作之如常肉，下五味葱椒橘皮末等，炒熟煮。空心食之，日一服。极肥健，温脏腑。

食治老人噎病，心痛闷，膈气结，饮食不下，桂心粥方。

桂心末一两　　粳米四合，淘研

上以煮作粥半熟，次下桂末调和。空心，日一服。亦破冷气，殊效。

食治老人噎病，食不通，胸胁满闷，**黄雌鸡馎饦方**。

黄雌鸡四两,切作臛头　白面六两　茯苓末二两

上和茯苓末搜面，作豉汁中煮。空心食之，常作三五服。极除冷气噎。

食治老人噎病，食饮不下，气塞不通，**蜜浆方**。

白蜜一两　熟汤一升

上汤令热，即下蜜调之，分二服，皆愈。

食治老人噎病，气塞，食不通，吐逆，**苏蜜煎方**。

土苏二两　白蜜五合　生姜汁五合

上相和，微火煎之令沸。空心服半匙，细细下汁，尤效。

食治老人噎病，胸满塞闷，饮食不下，**姜橘汤方**。

生姜二两,切　陈橘皮一两

上以水二升，煎取一升，去滓，空心渐服之，常益。

食治老人噎，脏腑虚弱，胸胁逆满，饮食不下，**椒面粥方**。

蜀椒一两,杵令碎　白面五两

上以苦酒浸椒一宿，明旦取出，以搅面中令匀，煮熟。空心食之，日二服常验。

食治老人噎,冷气拥塞,虚弱,食不下,苏煎饼子方。

土苏二两　　白面六两,以生姜汁五合调之

上如常法作之。空心常食,润脏腑和中。

食治老人咽食,入口即塞涩不下,气壅,白米饮方。

白米四合,研　　舂头糠末一两

上煮饮熟,下粳米调之。空心服食尤益。

食治老人噎塞,水食不通,黄瘦羸弱,馄饨方。

雌鸡肉五两,细切　　白面六两　　葱白半握

上如常法,下五味椒姜向鸡汁中煮熟。空心食之,日一服,极补益。

食治冷气诸方

食治老人冷气,心痛无时,往往发动,不能食,桃仁粥方。

桃仁二两,去皮尖研,水淘取　　青粱米四合,淘研

上以桃仁汁煮作粥。空心食之。常服除冷温中。

食治老人冷气,心痛不止,腹胁胀满,坐卧不得,茱萸饮方。

茱萸末二分　　青粱米二合,研细

上以水二升煎茱萸末,取一升,便下米煮作饮,空

心食之。一二服尤佳。

食治老人冷气，心痛缴结，气闷，**桂心酒方**。

桂心末一两　　清酒六合

上温酒令热，即下桂心末调之频服。一二服效。

食治老人冷气，心痛牵引背脊，不能下食，**紫苏粥方**。

紫苏子三合，熬，细研　　青粱米四合，淘

上煮作粥，临熟下苏子末调之。空心服为佳。

食治老人冷气，卒心痛闷涩，气不来，手足冷，**盐汤方**。

盐末一合　　沸汤一升

上以盐末内汤中调频，令服尽。须臾当吐，吐即差。

食治老人冷气，心痛，呕，不多下食，烦闷，**椒面馎饦方**。

蜀椒一两，去目及闭口者，焙干为末，筛　　白面五两
葱白三茎，切

上以椒末和面搜作之，水煮，下五味调和食之。常三五服，极效，尤佳。

食治老人冷气心痛，**姜橘皮汤方**。

生姜一两，切　　陈橘皮一两，炙为末

上以水一升煎取七合，去滓。空心食之，日三两

服,尤益。

食治老人冷气,心痛郁结,两胁胀满,高良姜粥方。

高良姜二两,切,以水二升煎取一升半汁　青粱米四合,研,淘

上以姜汁煮粥。空心食之,日一服,极益效。

食治老人冷气心痛,发动时遇冷风即痛,荜茇粥方。

荜茇末二合　胡椒末一分　青粱米四合,淘

上以煮作粥熟,下二味调之,空心食。常服尤效。

食治老人冷气逆心痛结,举动不得,干姜酒方。

干姜末半两　清酒六合

上温酒热即下姜末投酒中,顿服之,立愈。

食治诸痔方

食治老人痔病下血不止,肛门肿,猯狸羹方。

猯狸一两,法如常治

上细切,以面及葱椒五味拌作片,炙熟。空心渐食之。亦可作羹粥,任性尤佳。

食治老人痔,下血久不差,渐加黄瘦无力,鲤鱼脍方。

鲤鱼肉十两,切作鲙,如常法

上以蒜醋五味,空心常食之。日一服差。忌鲊甜食。

食治老人痔,常下血,身体壮热,不多食,**苍耳粥方**。

苍耳子五合,熟,作水二升,煎取一升半汁　粳米四合,淘

上以前件煮作粥,空心食之,日常服,亦可煎汤服之,极效,破气明目。

食治老人痔病久不愈,肛门肿痛,**鳗鲡鱼臛方**。

鳗鲡鱼肉一斤,切作臛　葱白半握,细切

上煮作臛,下五味椒姜,空心渐食之。杀虫尤佳。

食治老人痔病,下血不止,日加羸瘦无力,**鸲鹆散方**。

鸲鹆五只,治洗令净,曝令干

上捣为散。空心以白粥饮服二方寸匕,日二服最验。亦可炙食,任性。

食治老人五痔,泄血不绝,四肢衰弱,不能下食,**杏仁饮方**。

杏仁二两,去皮尖,研细,以水浸之　粳米四合,淘之

上以杏仁汁相和,煮作饮,空心食之。日一服效。

食治老人五痔久不愈,生疮疼痛,**野猪肉羹方**。

野猪肉一斤,细切　葱白一握　米二合,细研

上煮作羹,五味调和椒姜,空心渐食之。常作极效。

食治老人五痔下血,常烦热,羸瘦,桑耳粥方。

桑耳二两,水三升,煎取二升汁　　粳米四合,淘之

以上桑耳汁煮作粥,空心食之。日一二服,皆效。

食治老人五痔,泄血不止,积日困劣无气,鸳鸯法炙方。

鸳鸯一枚,如常法

上以五味椒酱腌,火炙之令熟。空心渐食之。亦疗久瘘疮绝验。

食治老人五痔,血下不差,肛门肿痛,渐瘦,鲇鱼方。

鲇鱼肉一斤　　葱白半把

上以白煮令熟,空心以蒜醋五味渐食之。常作尤佳。

食治诸风方

食治老人中风,言语謇涩,精神昏愦,手足不仁,缓弱不遂方。

葛粉五两　　荆芥一握　　豉五合

上以搜葛粉如常作之,煎二味取汁煮之,下葱椒五味臛头,空心食之一二服,将息为效。忌猪肉荞面。

食治老人中风，口面㖞偏，大小便秘涩，烦热，**荆芥粥方**。

荆芥一把，切　青粱米四合，淘　薄荷叶半握，切　豉五合，绵裹

上以水煮取荆芥汁，下米及诸味，煮作粥，入少盐醋。空心食之。常服佳。

食治老人中风，缓弱不仁，四肢摇动无气力，**炙熊肉方**。

熊肉一斤，切　葱白半握，切　酱椒等

以上五味腌之，炙熟。空心冷食之，恒服为佳。亦可作羹粥，任性食之尤佳。

食治老人中风汗出，四肢顽痹，言语不利，**麻子饮方**。

麻子五合，熬，细研，水淹取汁　粳米四合，净淘，研之

上以麻子煮作饮，空心渐食之。频作极补益。

食治老人中风，口目眴动，烦闷不安，**牛蒡馎饦方**。

牛蒡根切，一升，去皮，曝干，杵为面　白米四合，净淘，研之

上以牛蒡粉和面作之，向豉汁中煮，加葱椒五味臛头。空心食之。恒服极效。

食治老人卒中风，口噤，身体反张，不语，**大豆酒方**。

大豆二升，熬之　清酒二升

上熬豆令声绝，即下酒投之，煮一二沸，去滓。顿服之，覆卧汗差。口噤拗灌之。

食治老人中风，头旋目眩，身体厥强，筋骨疼痛，手足烦热，心神不安，乌驴头方。

乌驴头一枚，炮去毛，净治之

上以煮令烂熟，细切。空心以姜醋五味食之，渐进为佳。极除风热，其汁如酽酒，亦医前患，尤效。

食治老人中风，四肢不仁，筋骨顽强，苍耳叶羹方。

苍耳叶五两，切好嫩者　豉心二合，别煎

上和煮作羹，下五味椒姜调和。空心食之尤佳。

食治老人中风，热毒心闷，气壅昏倒，甘草豆方。

甘草一两　乌豆三合　生姜半两，切

上以水二升煎，取一升，去滓，冷渐食服之，极治热毒。

食治老人中风烦热，言语涩闷，手足热，乌鸡臛方。

乌鸡半斤，细切　麻子汁五合　葱白一把

上煮作臛，次下麻子汁、五味姜椒，令热。空心渐食之，补益。

食治老人中风,心神昏昧,行即欲倒、呕吐,白羊头方。

白羊头一具,治如常法

上以空心用姜醋,渐食之为佳。

食治老人中风邪毒,脏腑壅塞,手足缓弱,蒜煎。

大蒜一升,去皮,细切　大豆黄炒,二升

上以水一升,和二味微火煎之,似稠即止。空心,每服食啖三二匙。亦补肾气。

食治老人久风湿痹,筋挛骨痛。润皮毛,益气力,补虚止毒,除面䵟,宜服补肾地黄酒方。

生地黄一升,切　大豆二升,熬之　生牛蒡根一升,切

上以绢袋盛之,以酒一斗浸之,五六日。任性空心温服三二盏。恒作之尤佳。

食治老人风热烦毒,顽痹不仁,五缓六急,驼脂酒方。

野驼脂五两,炼之为上

上空心温酒五合,下半匙以上脂,调令消,顿服之。日二服,极效。

食治老人风挛拘急,偏枯,不通利,雁脂酒方。

雁脂五两,消之令散

上每日空心,温酒一盏,下脂半合许调,顿服之。

食治老人风虚痹弱,四肢无力,腰膝疼痛,巨胜酒方。

巨胜酒二升,熬　薏苡仁二升　干地黄半斤,切

上以绢袋贮,无灰酒一斗渍之,勿令泄气。满五六日,任性空心温服一二盏,尤益。

食治老人风冷痹,筋脉缓急,**苍耳茶方**。

苍耳子二升,熟杵为末

上每日煎服之代茶,常服极治风热,明目。

食治老人热风下血,明目,益气,除邪,治齿疼,利脏腑,顺气,**槐茶方**。

槐叶嫩者,五斤,蒸令熟,为片,曝干,作茶,捣罗为末

上每日煎如茶法,服之恒益。除风尤佳。

简妙老人备急方第十五

治一切伤损血出,消肿毒,**秦王背指散**。

宣连　槟榔各等分

上为末,伤扑干贴,消肿冷水调鸡翎扫,妙。

治失音,**回声饮子**。

皂角一挺,刮去黑皮并子　萝卜三个,切作片

上以水二碗,同煎至半碗以下,服之不过三服,便

语。吃却萝卜更妙。

治鼻衄,酲醐酒。

上以萝卜自然汁半盏,热酒半盏,相和令匀,再用汤温过,服之立验。

补下元,乌髭须,壮脚膝,进食,悦颜色,治腰疼,杜仲丸。

杜仲一两,炙令黄为度　补骨脂一两,炒令香熟,为末　胡桃仁一两,汤浸去皮,细研

上件三味,研令匀,炼蜜为丸如梧桐子大。空心,温酒下三十丸。

治一切眼疾,洗眼药。

胆矾一两,煅令白,去火毒用　滑石一两,研　秦皮半两　腻粉二钱匕

上每用一字,汤泡候温,闭目洗两眦头,以冷为度。

补益,疗眼有黑花,明目川椒丸。

川椒一斤,每用盐一斤拌腌一宿,三度换盐,腌三夜取出,煞干去盐用。　黑参半斤,锉。

上二味为末,炼蜜为丸如梧桐子大。每日盐汤下三十丸。食后临卧服之。

治肾脏虚冷,肝膈浮热上冲,两目生翳,黑花风毒,久不治者。

青盐一两,生研　苍术一两,先用米泔水浸洗三日,焙干,切　木贼草一两,小便浸三日,焙干

上为末,空心熟水调下一钱。如大段青白不见物者,不过十服。小可只三二服。

治眼有冷泪,木贼散。

木贼一两,为末　木耳一两,烧为黑灰

上件二味同研令匀。每用二钱,以清米泔煎熟,放温调下。食后临卧,各一服。

治肠风泻血,当日止方。

附子一两,炮去皮脐,为末　绿矾四两,用瓶子盛之,火煅食,须候冷取,入盐一合,硫黄一两,同矾研,依前入瓶子内烧食,久候冷取出,研细用之

上二味一处研令匀,粟米粥为丸如桐子大。空心用生地黄汁下三十丸,当日止。一月除根。亦可久服,助下元,除风气,补益脏腑。

治泻痢,乳香散,和气,止脏毒泻血,腹内疞痛等。

乳香少许　诃子皮一分　当归半两　木香半分

上细锉,与乳香微炒,候当归干为度,杵为末。每服二钱,用陈米第三度泔六分一盏煎至五分。空心午前服。此方最妙,患及百余日者,服之皆愈。

芸香丸　治风血留滞下成肠风,痔疾。

鹿角一两,烧令红,候冷研　芸苔子半两,微炒

上二味为末,醋煮面糊为丸,如桐子大。每服十丸,饭饮下,温酒下亦得,空心食前服。

白香散 治一切恶疮,疼痛不可忍者。

枫香一分,纸衬于地上,食须令脆,细研　腻粉一分

上二味同细研,令匀。每有患者,先用口内含浆水令暖,吐出洗疮令净后,以药治之。

飞龙夺命丹 治一切恶疮,无名肿毒,服之神效。

蟾酥二钱,干者老酒化　血竭一钱　乳香二钱　没药二钱　雄黄二钱　轻粉半钱　胆矾一钱　麝香五分　铜绿一钱　寒水石一钱　朱砂一钱为衣　蜗牛二十一个,连壳用　脑子半钱　蜈蚣一条,去首足

上为细末,先将蜗牛研为泥,和前药为丸,如绿豆大。如丸不就,入酒打面糊为丸。每服二丸,先用白葱三寸,令病人嚼烂,吐在手心,男左女右,将药丸裹在葱白内,用酒二三盏送下。于避风处,以衣盖之,约人行五里许,再热酒数杯,以助药力,发热大汗出为度。

神异散 治鱼口便毒疮。

金钱花　天花粉　木鳖各一钱　甘草三分　连翘　黄芩各八分　山栀子七分　川山甲二钱　皂角针三钱　木香五分　大黄三钱

上锉,水一钟,煎至半钟,入黄酒一盏,煎三五沸,空心温服。

治上焦风热毒疮肿,黄耆散,并治发背热毒。

黄耆二两　防风一两半　甘草一两,炙

上为末,如茶点服一钱。

治风气,神白散。

白芷二两　甘草一两

上锉成骰子大,慢火一处炒令深紫色,勿令焦黑。放地上出火毒,杵为末。每服一钱半,水八分一盏,姜二片,枣二个,同煎至六分。通口服。如患伤寒时疾,去枣姜,却入葱白三寸,豉五十粒,依前服。如人行五七里已来,更服汗出为妙。

治一切心腹刺痛,应痛丸。

乳香一两　五灵脂一两　没药一两　川乌头二两,去皮脐

上为末,面糊为丸如桐子大。每服熟水吞下二十丸。

治赤白痢方。

黄连半两　汉椒一两

上同炒令黄色,去火毒,为末。以多年水梅肉,丸如绿豆大,每服二十丸,盐汤下。小儿加减用之。

续　添

——年老丰肥之人,承暑冒热,腹内火烧,遍身汗

流,心中焦渴,忽遇冰雪冷浆,尽力而饮,承凉而睡,久而停滞。秋来,不疟则痢。

——年老丰肥之人,不可骑马,恐有坠堕。宜别置乘座器具,稳当无失。

——老人目暗耳聋,肾水衰而心火盛也。若峻补之,则肾水弥涸,心火弥茂。

——老人肾虚无力,夜多小溲。肾主足,肾水虚而火不下,故足痿。心火上乘肺而不入胗囊,故夜多小溲。若峻补之,则火益上行,胗囊亦寒矣。

——老人喘嗽,火乘肺也。若温补之则甚,峻补之则危。

——老人脏腑结燥,大便秘涩,可频服猪羊血,或葵菜血脏羹,皆能疏利。

——老人可常服杏汤。杏仁板儿炒熟,麻子芝麻作汤。服之,亦能通利。

上第一卷备抄陈令尹元编《养老奉亲书》

《寿亲养老新书》卷之一

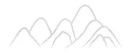

卷之二

敬直老人邹铉　编次

玉窗黄应紫　　点校

保　养

安乐之道，惟善保养者得之。孟子曰："我善养吾浩然之气。"太乙真人曰："一者少言语养内气；二者戒色欲养精气；三者薄滋味养血气；四者咽精液养脏气；五者莫嗔怒养肝气；六者美饮食养胃气；七者少思虑养心气。人由气生，气由神住，养气全神，可得真道。"凡在万形之中，所保者莫先于元气。摄养之道，莫若守中实内以陶和，将护之方须在闲日，安不忘危，圣人预戒，老人尤不可不慎也。春秋冬夏，四时阴阳，生病起于过用，五脏受气，盖有常分，不适其性而强云为，用之过耗，是以病生。善养生者，保守真元，外邪客气，不得而干之。至于药饵，往往招徕真气之药少，攻伐和气之药多。故善服药者，不如善保养。康节先生诗云："爽口物多终作疾，快心事过必为殃。知君病后能服药，不若病前能自防。"郭康伯遇神人授一保身卫生之术云："但有四句偈，须是在处受持。偈云：'自身有病自心知，身病还将心自医。心境静时身亦静，心生还是病生时。'"郭信用其言,知自护爱,康强倍常,年几百岁。

服 药

沈存中云:"人非金石,况犯寒暑雾露,既不调理,必生疾病,常宜服药,辟外气和脏腑也。"平居服七宣丸、钟乳丸,量其性冷、热、虚、实,自求好方。常服红雪三黄丸、青木香丸、理中丸、神明膏、陈元膏。春初冰解散,天行茵陈丸散,皆宜先贮之,以防疾发,忽有卒急,不备难求。其防危救急不可阙者。伏火丹砂,保精养魄,尤宜长服。伏火硫黄,益气,除冷癖,理腰膝,能食有力。小还丹,愈疾祛风。伏火磁石,明目坚骨。伏火水银,压热镇心。金银膏,养精神去邪气。如上方药,固宜留心,其余丹火,须冀神助,不可卒致。有心者亦宜精恳,或遇其真。

贮 药

丸散皆以深筒沙合盛之,勿用有油即受湿。外为漆楪,楪筒亦欲深,深则湿气难入。楪中侠灰净磨之,勿漆则不受润。更集缯纩为袱,厚袱之,更以毡冒楪口,纵有润气自缝中入,亦为毡纩所收。暑月三焙之,遇雨则入煴室。贮茶如此亦善。药璞新瓷罂盛,蜡纸幂之,悬东檐楣上,令常得晨日,勿令沾雨,久阴则一焙,移置深室,晴复出之,数品同一罂可也。喜蛀物,用旧曾贮油麻罐,净试,置药其中即不蛀。

煴 阁

南方暑雨时,茶、药、图籍、皮毛、胶糊物、弓剑、色衣、笔墨之类,皆恶蒸溽,悉可置在阁中。若山居即依山为阁,其高去地一丈,则不复有蒸润。阁中循壁为厨,厨三层,壁仍板弥之。前后开窗,梁上为长笕,物可悬者,悬于笕,余悉置格上。天日明燥,即大开门窗令纳风日。阴晦则密闭,中设煴炉,常令火气郁郁然。

又法,煴阁中布卧床,床下新出窑炭实之,乃置物床上,永不蒸润,更不须着火,其炭至秋供烧,明年复易新炭。床上慎不可卧,卧者多病暗,屡有验,盖为火气所烁也。

又法,有余力则设一小阁子,但去地盈丈以上,自无蒸矣。

集 方

凡人少长老,其气血有盛壮衰三等。岐伯曰:"少火之气壮，壮火之气衰。"盖少火生气，壮火散气，况复衰火，不可不知也。故治法亦当分三等，其少日服饵之药，于壮老之时，皆须别处之。陈令尹集方，俱为老人备用，今所续编，亦皆据平日见闻，为老人对证处方者品列之。

天下受拜平胃散

常服温养脾元，平和胃气，宽中进食。仍治脾胃不和，膈气噎塞，呕吐酸水，气刺气闷，胁肋虚胀，腹痛肠鸣，胸膈痞滞，不美饮食。

川厚朴去粗皮秤　陈橘皮汤洗，不去瓤　甘草以上各三两，锉　南京小枣二百枚，去核，切　生姜和皮，四两，薄切　茅山苍术五两，去皮，米泔浸一宿，锉

上六味，用水五升，慢火煮干，捣作饼子，日干再焙，碾为细末。每二钱，入盐少许点。如泄泻，每服三钱，生姜五片，乌梅两个，盐少许，水一盏半煎八分服。

此药人人常服，独此方煮透，滋味相和而美，与众不同，所以为佳，老人尤宜服之。

易简方

缩脾饮　草果、乌梅、缩砂、甘草各等分，干葛、白扁豆各减半，老人加附子。每服五钱，水一碗，生姜十

片,煎至八分,浸以熟水,令极冷,暑月用此代熟水饮之,极妙。

降气汤 老人虚气上壅,当间以生附子加生姜煎,临熟以药汁浓磨沉香,水再煎一沸,服之尤为稳当。

调气散 老人寒疝作疼,不可攻击,改为呀咀,每服二钱。水一大盏,生姜、紫苏,盐煎服,或煎茴香,盐、酒调下,末子亦得。

养正丹 年高人脏腑寒秘者,尤宜服之。

来复丹 老人寒秘,悉能主之。一法,治老人寒气入腹,小便不通者。用生姜半两,连根叶和泥,葱一茎,盐一捻,豆豉五十粒,烂研略炒,庵脐中心。作两剂,更易用之,以利为度,亦良法也。

震灵丹 老人血痢,白梅茶下。

红丸子 治大人小儿脾胃等患,极有神效。治病不能伤耗真气,应老人、小儿、妊妇皆可服之。

青州白丸子 治一切痰涎为患,常服有功。咳嗽痰实,咽喉作声,老人小儿皆宜服之。

予家已刊易简方大字本,兹不赘述本方。

秘传六和丸

益老扶羸,助脾活血,进美饮食,第一平和之剂。

熟地黄十两　破故纸　菟丝子　白茯苓去黑皮晒　山药并同十两，晒干　胡桃五十颗，须用赣州信丰产者佳

上先将熟地黄、破故纸、菟丝子三味酒浸一宿，次早饭甑上蒸，日中曝干。九浸、九蒸、九曝，候十分干。次和白茯苓、山药二味，杵臼中舂令极细，为末。次用胡桃研烂，和五味令匀，用酒煮，面糊为丸如梧桐子大，每服三十丸，空心温酒盐汤下此方不犯铁气，所以佳妙。

神仙不老丸

不老仙方功效殊，驻颜全不费工夫。人参牛膝川巴戟，蜀地当归杜仲俱，一味地黄生熟用，菟丝柏子石菖蒲，更添枸杞皮兼子，细末蜜丸梧子如。早午临眠三次服，盐汤温酒任君须，忌餐三白并诸血，能使须乌发亦乌。

人参新罗者，须是团结、重实、滋润。去芦头，刷洗净、焙干，薄切焙燥，秤二两　川牛膝长三四尺而滋润者，去苗。刷洗净，焙干，寸截，用酒浸一宿，焙燥，秤一两半　川巴戟色黑紫，沉重大而穿心者佳，若色带黄而浮轻者非。刷洗净，焙干，细切刷，酒浸一宿，焙燥，秤二两　川当归大茎，其梢如马尾状，滋润辛甘芬香者，去芦头，刷净洗，焙干，细切，用

酒浸一宿,焙燥,秤二两　杜仲截之多丝者,削去粗皮,只取其肉,如取肉桂之法,然后刷洗净焙干,横理锉之如豆,用麦麸炒令丝断色黑,去麸别磨,秤一两半　地黄冬节前取,以水浸,沉者为是。以其浮者捣取汁,浸令浃,蒸毕,焙干,如是者三。色黑味甘为度。用时以生干,熟二种焙干,酒浸一宿漉出,竹刀细切,焙干,各秤一两,忌铁器　菟丝子小如芥子,极坚硬者佳;大而轻者非。用新布撮起,挪洗,焙干,以酒浸一宿,又添酒浸一宿,漉出,将温汤淋去酒,焙燥别磨,称二两　柏子仁色红而滋润者,去壳取仁,秤一两,细研,临时和入众药　石菖蒲紧细节密者,去毛刷洗净,焙干,米泔浸一宿,再焙干,细切焙燥,秤一两　枸杞子色白而肥润,去蒂洗净,焙干,用酒浸一宿,焙干,秤一两　地骨皮色黄,入手轻者佳,重者非。略去浮皮,净洗,焙干,薄切焙干,秤一两

上十二味,选之贵精,制之如法,不可晒,只用慢火焙。若太燥则又失药气,只八分干,即于风前略吹,令冷热相激,便十分燥。取净秤分两,磨如细散,炼白蜜以火日搜和,入木、石臼内,捣数百杵,丸如梧桐子大,每日空心、午间、临卧三次服,每服七十粒,盐酒、盐汤任下,忌食葱白、薤白、芦菔、豆粉及藕、诸般血。盖藕能破血,诸血能解药力,若三白误食亦无它,止令人须发返白耳。合时,忌秽触,并妇人、孝子、鸡犬等见。

陈书林晔云：此方非特乌髭发，且大能温养荣卫，补益五脏，和调六腑，滋充百脉，润泽三焦，活血助气，添精实髓，须是节欲，使药力相须，乃见功效之速。

三仙丹 又名长寿丸

一乌二术三茴香，久服令人寿命长。善治耳聋并眼暗，尤能补肾与膀胱。顺气搜风轻腰膝，驻颜活血鬓难苍。空心温酒盐汤下，谁知凡世有仙方。

川乌头一两，去皮尖，锉作骰子块，用盐半两炒焦烈　茴香三两，炒香　苍术二两，米泔浸一宿，用竹刀刮去粗皮，切片，用葱白一握，共炒黄

上为细末，酒糊为丸，如梧桐子大。每服五十丸，空心食前温盐酒或盐汤下，一日两服，切忌诸血。

陈书林云："先公晚年常服此，饮啖倍进。"后见钱都仓，年八十，须鬓皆黑，询其所以，云："自三十岁以后，日进一服。"

八仙丹

治虚损，补精髓，壮筋骨，益心智，安魂魄，令人悦泽驻颜，轻身，延年益寿，闭固天癸。

伏火辰砂　真磁石　赤石脂　代赭石　石中黄　禹余粮五味并用醋淬　乳香　没药八味各一两

上为细末,匀研极细,糯米浓饮,丸如梧桐子大,或如豆大。每服一粒,空心盐汤下。

有人年几七旬,梦漏羸弱,气惙惙然虚损,得此方服之,顿尔强壮,精气闭固,饮食如旧。

草还丹

延年益寿,耐寒暑,能双修德行,可登地仙。

补骨脂　熟地黄　远志　地骨皮　牛膝　石菖蒲

上等分末,酒糊为丸,如梧桐子大。每服三五十丸,空心日午温酒下,盐汤、熟水亦可。

大治虚劳白浊,乃翊圣真君降授与张真人方,服之百日,百病除。二百日精髓满,视听倍常,神聪气爽,瘟疫不侵。服三百日,步骤轻健,鬓须如漆,返老还童。

小　丹

益寿延年,安宁神志魂魄,流滋气血脉络,开益智慧,释散风湿,耳目聪明,筋力强壮,肌肤悦泽,气宇泰定。

熟地黄　肉苁蓉酒浸,各六两　五味子　菟丝子酒浸,各五两　柏子仁别研　石斛　巴戟去心　天门

冬去心　蛇床子炒　覆盆子各三两　续断　泽泻　人参　山药　远志去心炒焦　山茱萸　菖蒲　桂心　白茯苓　杜仲锉,炒丝断,各二两　天雄炮去皮脐,秤二两　炼成钟乳粉扶衰三两,续老二两,常服一两,气完则折去

上为末,蜜丸如梧桐子大。食前酒服三十丸至五十丸。忌五辛、生葱、芜荑、饧、鲤。虚人多起,去钟乳,倍地黄;多忘,倍远志、茯苓;少气神虚,倍覆盆子;欲光泽,倍柏子仁;风虚,倍天雄;虚寒,倍桂心;小便赤浊,三倍茯苓,一倍泽泻;吐逆,倍人参。

此方补劳益血,去风冷百病,诸虚不足,老人精枯神耗,女子绝伤断绪,并皆治之。

交感丹

俞居易之祖通奉云:"予年五十一岁,遇铁瓮申先生,授此秘术。确志行持,服食一年,大有补益,平日所服药一切屏去,而饮食嗜好不减壮岁,此药之功大矣。今年八十有五,享天然之寿,爰以秘方传之世人,普愿群生,同登道果,后有牙药可同用之。"

茯神四两　香附子一斤,用新水浸一宿,白内铬去毛,炒令黄色

上为细末,炼蜜丸如弹子大。每服一丸,早晨细嚼。用降气汤下。

降气汤

茯神一两　香附子半两,制法如前　甘草一两半,炙

上为细末,每服二钱,沸汤点下前药。

揩牙法

香附子五两,修治如前法,捣生姜四两,同腌一宿,炒令
焦黑　青盐二两,研细,拌匀,同上药收

上每夜临卧,以少许揩牙如常法。

神仙训老丸

　　昔有宣徽使在钟南山路边,见村庄一妇人,年方
二八,持杖责一老儿,年约百岁。宣徽驻车,令问何
故,妇人至车前云:此老儿是妾长男。宣徽怪之,下车
问其仔细。妇人云:适来责此长男,为家中自有神药,
累训令服,不肯服,至今老迈,须发如霜,腰曲头低,故
责之。宣徽因恳求数服,并方以归,常服延年益寿,气
力倍常,齿落再生,发白再黑,颜貌如婴儿。

　　生干地黄　熟干地黄各五两　川椒十两,不去
核　牛膝五两,酒浸了为末　大黑豆一升,生用　干山药
五两　雌雄何首乌各十两,雌者白,雄者赤,雄者不碾　肉
苁蓉五两　枸杞五两　藁本十两,洗

　　上将雌何首乌为末用。水瓶内,旦辰蒸,日出晒,
夜间露,如此九蒸九晒九露数足,焙焦为末,酒糊丸,

如梧桐子大。空心温酒盐汤下，忌萝卜。

此药性温无毒，治百病，补下元，光泽皮肤，婴儿亦可服之。

经进地仙丸

凡丈夫妇人，五劳七伤，肾气衰败，精神耗散，行步艰辛，饮食无味，耳焦眼昏，皮肤枯燥，妇人脏冷无子，下部秽恶，肠风痔漏，吐血泻血，诸风诸气，并皆治之。

川牛膝酒浸一宿,切焙　肉苁蓉酒浸一宿,切焙　川椒去目　附子炮,以上各四两　木鳖子去壳　地龙去土,以上各三两　覆盆子　白附子　菟丝子酒浸研　赤小豆　天南星　防风去芦　骨碎补去毛　何首乌　萆薢　川羌活　金毛狗脊去毛　乌药以上各二两　绵黄耆　人参各一两　川乌炮　白茯苓　白术　甘草各一两

上为细末，酒煮面糊为丸，如梧桐子大。每服三四十丸，空心温酒下。

陶隐居以此方编入《道藏》，时有人母幼年得风气疾，久治不瘥，五十余年。隐居处此方，修合，日进二服，半年，母病顿愈，发白返黑，齿落更生，至八十岁，颜色如少年人，血气筋力倍壮，耳目聪明。其家老

仆七十余岁,窃服此药,遇严冬,御稀葛,履霜雪无寒色,有别业去家七十里,每使老仆往返,不移时又能负重,非昔时比,几成地仙。

八味丸

刘戴花方,老人常服,延寿延年。

川巴戟一两半,酒浸去心,用荔枝肉一两,同炒赤色,去荔枝肉不要　高良姜一两,锉碎,用麦门冬一两半,去心,同炒,赤色为度,去门冬子　川楝子二两,去核,用降真香一两,锉碎同炒,油出为度,去降真香　吴茱萸一两半,去梗,用青盐一两同炒后,茱萸炮,同用　胡芦巴一两,用全蝎十四个同炒后,胡芦巴炮,去全蝎不用　山药一两半,用熟地黄同炒焦色,去地黄不用　茯苓一两,用川椒一两,同炒赤色,去椒不用　香附子一两半,去毛,用牡丹皮一两,同炒焦赤色,去牡丹皮不用

上一处研为细末,盐煮面糊为丸,如梧桐子大。每服四五十丸,空心食前盐汤下,温酒亦得。

此方温平补肝肾,清上实下,分清浊二气,补暖丹田,接华池真水,三车不败,五漏不生,热不流于上膈,冷不侵于脾胃,令人耳目聪明。治积年冷病,除累岁沉疴,兼治遗精白浊,妇人赤白带下,其效如神。

双补丸

刘上舍之祖在京师辟雍，得史载之家传方，服此四十载，享年八十七岁。

熟地黄半斤，补血　菟丝子半斤，补精

上为细末，酒糊为丸，如梧桐子大。每服五十丸，人参汤下。

此方治下部虚冷，平补不热不燥。气不顺，沉香汤下。心气虚，茯苓汤下。心经烦躁，配枣仁汤下。小便少，车前子汤下。小便多，益智汤下。

二黄丸

黄德延曰：夫人心生血，血生气，气生精，精盛则须发不白，颜貌不衰，可以延年益算，其夭阏者，多由服热药，性燥不能滋生精血也。予深烛此理，以谓药之滋补，无出生熟二地黄，天麦二门冬，世人徒知服二地黄，而不知以门冬为引导，则服二地黄者，徒过去尔。生地黄生精血，用天门冬引入所生之地。熟地黄补血，用麦门冬引入所补之地，四味互相。该说载于《本草》，可考而知。而又以人参为通气之主，使五味并归于心，药之滋补，无出于此。

生地黄　熟地黄　天门冬去皮　麦门冬去心，各一两　人参一两上五味为末,炼蜜为丸如梧桐子大。每服三十丸至五十丸,空心温酒盐汤下。

此方常服,十日明目,十日不渴,自此以往,可以长生。予登真人之位,此药之功也。

扶羸黑白丹

治年尊气血虚耗,精血少不能荣养经络,精神枯瘁,行步战掉,筋脉缓纵,目视茫茫。

黑丹

用麋茸,去床骨皮毛,酒浸一宿,酥炙令黄;又用鹿茸,事治如麋茸之法,各等分,并为细末,酒糊为丸如梧子大。

白丹

用钟乳粉一味,糯米糊为丸。

上用此二丹,杂之而服,如觉血少,即多用黑丹。如觉气不足,即多用白丹。温酒或米饮吞下,空心食前服。史丞相常服此二丹。

还少丹

西川罗赤脚方,大补心肾,治一切虚败,心神耗散,筋力顿衰,腰脚沉重,肢体倦怠,血气羸乏,小便昏浊。服药五日,颇觉有力;十日,精神爽健;半月,气稍壮；二十日，耳目聪明；一月，夜思饮食；久服令人身体轻健，筋骨壮盛，怡悦颜色。妇人服之，姿容悦泽，大暖子宫，去一切等疾。

山药　牛膝酒浸一宿，焙干，以上各二两　远志　山茱萸　白茯苓　五味子　肉苁蓉酒浸一宿，切，焙干　石菖蒲　巴戟去心　楮实子　杜仲去粗皮，姜汁并酒涂　茴香各一两　枸杞子　熟干地黄各半两

上为细末，炼蜜入枣肉为丸，如梧桐子大。每服三十丸，温酒盐汤下。日进三服，空心食前。看证候加减用药，身热加山栀子一两；心气不宁加麦门冬子一两；精液少加五味子一两；阳气弱加续断一两。

胜骏丸

治老人元气不足，真气虚弱，及诸虚寒湿气进袭，手足拳挛，屈伸不得，筋脉不舒，行步不随。常服益真气，壮筋骨，治肤，散一切风。

附子一枚，重八九钱重，去皮脐　当归一两，酒浸一宿　天麻酒浸　牛膝酒浸　酸枣仁炒　防风各一两　熟地黄酒浸　没药别研　木香不见火　全蝎去嘴、足、梢尾　羌活　甘草炙　槟榔　萆薢炒　苁蓉酒浸　补骨脂　巴戟各一两　木瓜四两　麝香二钱半，别研　乳香半两，别研

上二十味，除乳香、没药、麝香别研外，捣罗为末，用生地黄三斤，净洗研烂如泥，入无灰酒四升，烂煮如膏，以前药拌匀，杵令坚，每两分作十丸。每服一丸，细嚼，临卧酒送下。如服半月，见效甚速。无事人服此，亦壮筋力，行步如飞，故名胜骏。此药专在地黄膏要熬得好，惟春夏好合，以有生地黄也。若合半剂，每味减半此方黄谦仲传于永福陈学谕。

鲙齑散

老人脾胃久弱，饮食全不能进，两服主效。王医继先进高庙方。

附子七个,炮　丁香　藿香叶　官桂　木香各三钱　人参半两

上为末，每服二大钱，以寻常辣糊齑半盏，热调服，用匙挑服之。

姜黄散

治老人脾泄。

鹰爪黄连一两,断作小段　生姜四两,净洗,和皮切作骰子块

上于银器内同炒，得姜焦黄色，去姜。以黄连碾为细末，腊茶清调下二钱，不拘时吴兴，沈漕德器传。

通利散

治老人秘涩。

和剂方,嘉禾散须用广州增城县随风子。

上每服三大钱,水一盏半,生姜三片,枣二枚,煎至七分,入蜜一匙,再煎,去滓,不拘时制帅谢尚书用光传。

脾约丸

治老人津液少,大便燥,小便涩,其脾为约。

大黄二两,酒洗焙　厚朴　枳壳　白芍药各半两　麻子一两,微炒　杏仁三分

上为末,蜜丸如梧桐子大。每服二十丸,温水下。加至三十丸。

磨积丸

治老人磨滞积,去浮肿。

厚朴　白姜　缩砂　胡椒　青皮　苍术　麦芽　陈茱萸　肉桂不见火

上用醋同盐煮,再焙干为细末,酒糊为丸如梧桐子大。每服十丸,日午或临睡香附子煎汤吞下,橘皮汤亦得。此方老幼常服,快脾进食。

白芷丸

治老人气虚头晕。

白芷　石斛　干姜各一两半　细辛　五味子　厚朴肉桂　防风　茯苓　甘草　陈皮各一两　白术一两一分

上为细末，炼蜜丸如梧桐子大。每服三十丸，清米饮下，不饥不饱服。邵致远年八十有三，有此疾得此方，数服即愈杨吉老传。

治眼昏夜光育神丸

养神明，育精气，主健忘，益智聪心补血，不壅燥，润颜色。远视移时，目不眠眠，脏腑调适。久服目光炯然，神宇泰定，语音清彻，就灯永夜，眼力愈壮，并不昏涩，不睡达旦，亦不倦怠。服两三月后，愈觉神清眼明，志强力盛，步履轻快，体气舒畅，是药之效。常饵如饮食，一日不可辍，惟在修合，洗濯洁净，药材须件件正当，不宜草率。

熟地黄洗，晒干，酒浸　远志净洗，就砧上槌碎，取皮去骨木　牛膝去芦　菟丝子净洗晒干，以酒浸，别研如泥　枳壳净洗去瓤，麸炒赤色　地骨皮须自取，浸洗净，砧上捶打，取皮　当归净洗，晒干，焙亦得

以上七味各等分，逐一秤过分两平，除地黄、菟

丝子别器用酒浸，其余五味同锉细，共入一钵内或瓷瓮内。若每件十两，都用第一等无灰浓酒六升，同浸三宿，取出，文武火焙干，须试火，令得所，不可太猛，恐伤药性。十分焙干，捣罗为末，以两手拌令十分匀。炼蜜为丸，如梧桐子大。每服空心盐酒下三十丸，加至四五十丸亦不妨。若不饮酒，盐汤亦得，但不如酒胜。炼蜜法，冬五滚，夏六七滚，候冷，以纸贴惹去沫，丸后都入微火焙，少顷，入瓮收。陈书林云：黄牧仲司谏常服此药，晚年目视甚明，因传其方。

李守愚取黑豆紧小而圆者，侵晨以井花水吞二七粒，谓之五脏谷，到老视听不衰。

《本草》云："熟地黄，麦门冬，车前子相杂，治内障眼有效。"屡试信然。其法：细捣罗，蜜丸如桐子大，三药皆美，捣罗和合，异常甘香，真奇药也。

牢牙乌髭方

绍定壬辰，江淮赵大使克复盱眙，时纳合行省相公，名买住，来金陵。予在赵监军厅同会，纳合年逾七十，鬓发髭须皆不白，质其所由，谓吾国有行台出典藩镇，髭须皓然，数载归朝，而须发皆黑。人怪其异，自序遇一方，牢牙乌髭，岁久得效，因传其方，却不言分两，续乙巳年会张经历朝请，始得分两云紫壶温尉序。

旱莲草二两半。此草有两种，一种是紫菊花，炉火客用之。此一种，再就北人始识之，《本草》中名鲤肠草，《孙真人千金方》名金陵草，浙人谓之莲子草，其子若小莲蓬故也。

芝麻萃三两，此是压油了麻枯饼是也　诃子二十个，并核锉　不蛀皂角三锭　月蚕砂二两　青盐三两半，盖青盐吾乡少，且贵价，只以食盐代之，但药力减少　川升麻三两半，最治牙痛

上为末，醋打簿糊为丸，如弹子大，拈作饼子或焙或晒，以干为度。先用小口瓷瓶罐子，将纸筋泥固济曝干，入药饼在瓶内，塘灰火中烧令烟出，若烟淡时，药尚存性，急取退火，以黄泥塞瓶口，候冷，次日出药旋即数丸，旋研为末。早晚用。如揩牙药，以温汤灌嗽使牙药时，须少候片时，方始灌嗽。久用功莫大焉。

乌髭方甚多，此方颇为奇异，故抄之。

吾祖知县承议公，家传常用牢牙方。

荆芥不见火　藁本　细辛　当归

上为末，使时未可便用水漱，须令药气入牙内，良久方漱为佳。常用至老，牙不动摇。

东坡治脾节饮水说

脾能母养余脏，养生家谓之"黄婆"。司马子微

著《天隐子》，独教人存黄气入泥丸，能致长生。太仓公言："安谷过期，不安谷不及期。"以此知脾胃全固，百疾不生。近见江南一老人，年七十三，状貌气力如四五十人。问其所得，初无异术，但云："平生习不饮汤水耳，常人日饮数升，吾日减数合，但只沾唇而已。脾胃恶湿，饮少胃强，气盛液行，自然不湿。或冒暑远行，宜不念水。"此可谓至言不烦。周曼叔比得肿疾，皆以利水药去之。中年以后，一利一衰，岂可去乎？当及今无病时，力养胃气。若土能制水，病何由生。向陈彦升云："少时得此疾，服当归、防己之类，皆不效，服金液丹，炙脐下乃愈，此亦固胃助阳之意，但火力外物不如江南老人之术。姜、桂辣药例能胀肺，多为肿媒，不可服。"

陈书林云："友人陈昊卿，年六十二，面色光泽。扣之以何道致此，云：'常时绝不饮汤水，虽羹汁亦少呷。'参以坡公之说，方审昊卿之言为信。"

饮食用暖

王玠，密人尝食道傍，有一老人进言，饮食须用暖，盖脾喜温，不可以冷热犯之，惟暖，则冷热之物，至脾皆温矣。又因论饮食太冷热，皆伤阳之和晁氏客语。

戒夜饮说

酒，古礼也。奉祭祀，会宾亲，制药饵，礼有不可缺者，用之有时，饮之有度。岂可以为常而不知节哉！《礼经》："宾主百拜而酒三行"者，盖重其道而不容轻，故尔。岂令人浮沉于其中乎？予家祖父处世养生，惟务淡薄，皆享年八九十上下。予自幼年，性喜恬退，今又七十余矣。饮酒止一二盏，才夜即睡，明早即起，居常既罕病且康健，亦自知节戒之功然也。人生天地间，贫贱者多，贵而富岂易得哉！倘能戒夜饮，顺阴阳，正寤寐，保精气，使一身神识安宁，百邪不侵，安享天年，岂不幸欤！好生君子审而察之此序见《陈氏经验方》，不记何人所作。

擦涌泉穴

其穴在足心之上，湿气皆从此入。日夕之间常以两足赤肉，更次用一手握指，一手磨擦，数目多时，觉足心热，即将脚指略略动转；倦则少歇，或令人擦之亦得，终不若自擦为佳。陈书林云："先公每夜常自擦至数千，所以晚年步履轻便。仆性懒，每卧时只令人擦至睡熟即止，亦觉得力。"乡人郑彦和自太府丞出为江东仓，足弱不能陛辞，枢莞黄继道教以此法，逾月即能拜跪。雪人丁邵州致远病足，半年不能下床，遇一道人,亦授此法,久而即愈。今笔于册,用告病者,岂曰小补之哉。

东坡云:"扬州有武官侍真者,官于二广,十余年终不染瘴,面色红腻,腰足轻快。初不服药,惟每日五更起坐,两足相向,热磨涌泉穴无数,以汗出为度。"

欧公平生不信仙佛,笑人行气,晚年云:"数年来足疮一点,痛不可忍,有人传一法,用之三日,不觉失去。其法:重足坐,闭目握固,缩谷道,摇飚为之,两足如气毬状,气极即休,气平复为之,日七八,得暇即为,乃般运捷法也。"文忠痛己即废。若不废,常有益。又与王定国书云:摩脚心法,定国自己行之,更请加工不废,每日饮少酒,调节饮食,常令胃气壮健。涌泉在足心陷者中,屈足卷指宛宛中,足少阴脉所出,为井地。

擦肾俞穴

陈书林云:"余司药市仓部,轮羌诸军,请米受筹,乡人张成之为司农丞监史同坐。时冬严寒,余一二刻间,两起便溺,问曰:'何频数若此。'答曰:'天寒自应如是。'张云:'某不问冬夏,只早晚两次。'余谂之曰:'有导引之术乎?'曰:'然。'余曰:'旦夕当北面,因暇专往叩请。'荷其口授曰:'某先为李文定公家婿,妻弟少年遇人有所得,遂教小诀:临卧时坐于床,垂足,解衣,闭气,舌柱上腭,目视顶,仍提缩谷道,以手磨擦两肾俞穴,各一百二十次,以多为妙,毕即卧,如是三十年,极得力。归禀老人,老人行之旬日云:'真是奇妙。'亦与亲旧中笃信者数人言之,皆得效,今以告修炼之士云。"

东坡《酒经》

南方之氓,以糯与粳杂,以卉酒而为饼,嗅之香,嚼之辣,揣之枵然而轻,此饼之良者也。吾始取面而起肥之,和之以姜液,蒸之使十裂,绳穿而风戾之,愈久而益悍,此曲之精者也。米五斗为率而五分之,为二斗者一,为五升者四。三斗者以酿,五升者以投,三投而止,尚有五升之赢也。始酿以四两之饼,而每投以二两之曲,皆泽以少水,足以散解而匀停也。酿者必瓮按而井泓之,三日而井溢,此吾酒之萌也。酒之始萌也,甚烈而微苦。盖三投而后平也。凡饼烈而曲和,投者必屡尝而增损之,以舌为权衡也。既溢之三日,乃投,九日三投,通十有五日而后定也。既定乃注以斗水,凡水必熟而冷者也。凡酿与投,必寒之而后下,此炎州之令也,既水五日,乃篘得三斗有半,此吾酒之正也。先篘半日,取所谓赢者为粥,米一而水三之,揉以饼曲,凡四两,二物并也,投之槽中,熟捆而再酿之，五日压得斗有半，此吾酒之少劲者也，劲正合为四斗。又五日而饮，则和而力严而猛也。篘而不旋踵，而粥投之，少留则糟枯，中风而酒病也。酿久者酒醇而丰，速者反是，故吾酒三十日而成也。

洪内翰曰："此文如太牢八珍，咀嚼不嫌于致力，则真味愈隽永，今附编与耆英喜文章者玩之。

欧公《醉翁亭记》用二十一'也'字，此经用十六'也'字，每一'也'字上必押韵，暗寓于赋，而读之者不觉其激昂渊妙，殊非世间笔墨所能形容也。"

仲长统《乐志论》

使居有良田广宅，背山临流，沟池环匝，竹木周布，场圃筑前，果园树后。舟车足以代步涉之难，使令足以息四体之役。养亲有兼珍之膳，妻孥无苦身之劳。良朋萃止，则陈酒肴以娱之。嘉时吉日，则烹羔豚以奉之。蹰躇畦苑，游戏平林，濯清水，追凉风，钓游鲤，弋高鸿，讽于舞雩之下，咏归高堂之上，安神闺房，思老氏之玄虚，呼吸精和，求至人之彷佛，与达者数子论道讲书，俯仰二仪，错综人物。弹南风之雅操，发清商之妙曲，逍遥一世之上，睥睨天地之间，不受当时之责，永保性命之期。如是则可以陵霄汉，出宇宙之外矣，岂羡夫人帝王之门哉。

照　袋

王少保仁裕每天气和暖，必乘小驷，从三四苍头，携照袋，贮笔砚、《韵略》刀子、笺纸，并小乐器之类，名园佳墅，随意所适。照袋以乌皮为之，四方有盖并襻，五代士人多用之偶阅此事，寓笔于兹，视沈存中游山之具，尤为简便。

处　方

人有常言，看方三年，无病可治。治病三年，无药可用。噫！有是哉。余近苦脚膝酸疼，吕惠卿处以经进地仙丹，连服三日而愈。由是知天下无不可治之病，医书无不可用之方，特在于遇医之明不明耳地仙丹见前第十八方。

食治方

凡饮，养阳气也，凡食，养阴气也。天产动物，地产植物。阴阳禀质，气味浑全。饮和食德，节适而无过，则入于口，达于脾胃；入于鼻，藏于心肺。气味相成，阴阳和调，神乃自生。盖精顺五气以为灵，若食气相恶则伤其精。形受五味以成体，若食味不调则伤其形。阴胜则阳病，阳胜则阴病。所以谓安身之本，必资于食。不知食宜，不足以存生。古之别五肉、五果、五菜，必先之五谷。以夫生生不穷，莫如五谷为种之美也。苟明此道，安腑脏，资血气，悦神爽志，平疴去疾，何待于外求哉。孙真人谓："医者先晓病源，知其所犯，以食治之，食疗不愈，然后命药。"陈令尹书《食治之方》已备，《续编》糜粥之法已详，此卷所编诸酒、诸煎、诸食治方，有草木之滋焉。老人平居服食，可以养寿而无病，可以消患于未然，临患用之，可以济生而速效也。

食治诸方，不特老人用之，少壮者对证疗病，皆可通用，负阴抱阳，有生所同，食味和调，百病不生，保生永年，其功则一。

真一酒

米、麦、水三一而已，此东坡先生真一酒也。

"拨雪披云得乳泓，蜜蜂又欲醉先生。真一，色味颇类予在黄州日所酝蜜酒也。稻垂麦仰阴阳足，器洁泉新表里清。晓日着颜红有晕，春风入髓散无声。人间真一东坡老，与作青州从事名。"东坡云："予在白鹤新居，邓道士忽叩门，时已三鼓，家人尽寝，月色如霜，其后有伟人，衣桄榔叶，手携斗酒，丰神英发，如吕洞宾，曰：子尝真一酒乎？就坐，三人各饮数杯，击节高歌，袖出一书授予，乃真一法及修养九事。其末云'九霞仙人李靖'。既出恍然。"

桂　酒

《楚词》曰："奠桂酒兮椒浆。"是桂可以为酒也，有隐居者，以桂酒方教吾，酿成而玉色，香味超然，非世间物也。

"捣香筛辣入瓶盆，盎盎春溪带雨浑。收拾小山藏社瓮，招呼明月到芳樽。酒材已遣门生致，菜把仍叨地主恩。烂煮葵羹斟桂醑，风流可惜在蛮村。"

天门冬酒

醇酒一斗，六月六日曲末一升，好糯米五升作饭，天门冬煎五升。米须淘讫晒干，取天门冬汁浸。先将酒浸曲，如常法，候炒饭适寒温，用煎和饮，令相入投之，春夏七日，勤看勿令热，秋冬十日熟。

庚辰岁正月十二日，天门冬酒熟，予自漉之，且漉且尝，遂以大醉。

"自拨床头一瓮云，幽人先已醉奇芬。天门冬熟新年喜，曲米春香并舍闻。菜圃渐疏花漠漠，竹扉斜掩雨纷纷。拥裘睡觉知何处，吹面东风散缬纹。"

山药酒

补虚损，益颜色。用薯蓣于砂盆中细研，然后下于铫中。先以酥一大匙，熬令香，次旋添酒一盏，搅令匀，空心饮之。

川人黄葛峰次辰，冬月霜晨，常以待客。

又方,治下焦虚冷,小便数,瘦损无力。生薯药半斤,刮去皮,以刀切碎,研令细烂。于铛中着酒,酒沸下薯,不得搅。待熟,着盐、葱白,更添酒。空腹饮三二盏,妙。

菖蒲酒

通血脉,调荣卫,主风痹,治骨立萎黄。医所不治者,服一剂,经百日,颜色丰足,气力倍常,耳目聪明,行及奔马,发白更黑,齿落再生,昼夜有光,延年益寿,久服得与神通。

菖蒲,上捣绞取汁五斗,糯米五斗,炊熟,细面五斤,捣碎相拌令匀,入瓷器密盖三七日即开。每温服一中盏,日三。

又方:菖蒲三斤,薄切,日中晒令极干,以绢囊盛之,玄水一斗,清者玄水者,酒也,悬此菖蒲,密封闭一百日,出视之如绿菜色。以一斗熟黍米内中,封十四日,间出。饮酒,则三十六种风有不治者,悉效。

又方:

菖蒲一斗,细锉,蒸熟　生术一斗,去皮,细锉

上二味都入绢袋盛,用清酒五斗,入不漏瓮中盛,密封,春冬二七,秋夏一七日取开。每温饮一盏,日三。令人不老,强健,面色光泽,精神。

菊花酒

壮筋骨,补髓,延年益寿,耐老。

菊花五升　生地黄五升　枸杞子根五斤

上三味都捣碎,以水一石,煮出汁五斗,炊糯米五斗,细曲碎令匀,入瓮内密封,候熟澄清,每温服一盏。

东坡云:"菊黄中之色香味和正,花叶根实皆长生也。"又云:"仙姿高洁,宜通仙灵。"

紫苏子酒

紫苏子一升,微炒　清酒三升

上捣碎,以生绢袋盛,纳于酒中,浸三宿,少少饮之。

《日华子》云:"苏子主调中,益五脏,下气补虚,肥健人,润心肺,消痰气。"

枸杞子酒

明目驻颜,轻身不老,坚筋骨,耐寒暑,疗虚赢黄瘦不能食,服不过两剂,必得肥充,无所禁断。

枸杞子五升,干者,捣　生地黄切三升　大麻子五升,捣碎

上先捞麻子令熟,摊去热气,入地黄、枸杞子相和得所,纳生绢袋中,以酒五斗浸之,密封,春夏七日,秋冬二七日取服,多少任意,令体中微有酒力,醺醺为妙。谚云:"去家千里,勿食萝摩、枸杞。"此言其

补益精气，强盛阴道，久服令人长寿。叶和羊肉作羹益人。

术 酒

术三十斤，去黑皮，净洗捣碎，以东流水三石，于不漏器中渍之，三十日压滤去滓，以汁于瓷器中盛贮。夜间候流星过时，抄自己姓名，置于汁中，如是五夜，其汁当变如血，旋取汁以浸曲，如家酝法造酒。酒熟任性饮之，十日万病除，百日发白再黑，齿落更生，面有光泽。久服延年不老。忌桃、李、蛤肉。服此酒者，真康节所谓"频频到口微成醉，拍拍满怀都是春"也。

苏合香酒

苏合香丸有脑子者，炙去脑子

上用十分好醇酒，每夜将五丸浸一宿，次早温服一杯，除百病，辟四时寒邪不正之气。旧酒尤佳。

醉乡宝屑

经进八仙散

壮脾进食，令人饮酒不醉。宣和初，华山贡士张老人，号为铁翁居士，入山采药，遇道人在石岩坐共酌。约有八人，手中各出一物，亦令张翁坐，与少酒饮，饮数杯，各赐手中之物，张翁熟视之，乃八味药也，兼求其方,名曰八仙锉散。

干葛 纹细嫩有粉者　白豆蔻 去皮壳　缩砂仁 实者　丁香 大者,以上各半两　甘草 粉者,一分　百药煎 一分　木瓜 盐窨,加倍用　烧盐 一两

上件八味共细锉,人不能饮酒者,只炒一钱细嚼,温酒下,即能饮酒。醉乡宝屑,无如此方之妙。

丁香饼子

温胃去痰,解酒进食,宽中和气,仍治积滞不消,心腹坚胀,痰逆呕哕,噫酢吞酸,胁肋刺痛,胸膈痞闷,反胃恶心等证。

半夏 汤泡,二两　白茯苓 去皮,一两　丁香 半两,不见火　白术 一两,炒　川白姜 一两,炮　甘草 一两,炙　白扁豆 用姜汁浸,蒸熟,焙,一两　橘红 二两,去白,姜汁浸一宿,焙

上为细末,用生姜汁煮薄面糊为饼,如大棋子大。每服一饼,细嚼,生姜汤下,不以时。

柑皮散

治酒毒烦渴,或醉未醒。

柑子皮 二两,洗,焙干

上一味,捣罗为散。每服三钱匕,水一盏,煎三五沸。温服或入少盐末,沸汤点,未效,再服。

石膏汤

治饮酒过多,大醉难醒。

石膏五两　葛根锉　生姜细切,各半两

上锉如麻豆大。每服五钱匕,水二盏,煎至一盏,去滓温服,不拘时候。

解酒葛花散

葛花一两

上捣为散,沸汤点一大钱匕,不拘时。亦可煎服。

又方:葛根细锉,作粗末。每服三钱,水一盏煎,去滓温服。

又方:干桑椹二合,用酒一升,浸一时久,取酒旋饮之,即解。

大寒凝海,惟酒不冰,酒大热,不可多饮。邵康节诗又云:"斟有浅深存爕理,饮无多少系经纶"。在老人斟酌间何如耳。

诸　煎

地黄煎

每年十月,用生地黄十斤,浮洗漉出,一宿后,捣压取汁。鹿角胶一大斤半,生姜半斤,绞取汁;蜜二大升,酒四升。以文武火煎地黄汁数沸,即以酒研紫苏子,滤取汁下之,又煎二十沸以来下胶,胶尽,下酥蜜,同汁煎，良久候稠如饧，贮洁器中。凌晨取一匕，以温酒调服之。

东坡《答腾达道书》："蒙惠地黄煎，扶衰之要药，若续寄为幸。"又《与翟东玉书》云："药之膏油者，莫如地黄，啖老马皆复为驹。吾晚学道，血气衰耗，如老马矣。欲多食生地黄而不可得也。此药以二八月采者良。"

金樱子煎

经霜后，以竹夹子摘取，于木臼中转柞却刺，勿损之，擘为两片，去其子，以水淘洗过，烂捣，入大锅以水煎，不得绝火，煎约水耗半，取出澄滤过，仍重煎似稀饧。每服取一匙，用暖酒一盏调服，其功不可具载。

沈存中云："金樱子止遗泄，取其温且涩。世之用者，待红熟，取汁熬膏，大误也。红熟则却失本性。今取半黄时采为妙，十一月、十二月采佳。"

《本草》云："疗脾泄下痢，止小便，利涩精气。久服令人耐寒轻身，方术多用之。"

金髓煎

枸杞子不计多少，逐日旋采摘红熟者，去嫩蒂子，拣令洁净，便以无灰酒，于净器浸之。须是瓮，用酒浸，以两月为限，用蜡纸封闭紧密，无令透气，候日数足,漉出,于新竹器内盛贮,旋于砂盆中研令烂细,然后以细布滤过。候研滤皆毕,去滓不用,即并前渍药酒及滤过药汁搅匀,量银锅内多少升斗,作番次,慢火熬成膏,切须不住手用物搅,恐粘底不匀。候稀稠得所,然后用净瓶器盛之,勿令泄气。每早晨温酒下二大匙,夜卧服之。百日中身轻气壮。积年不废,可以延寿。

茯苓煎

白茯苓五斤,去黑皮捣筛,以熟绢囊盛于三斗米下蒸之,米熟即止,曝干,又蒸,如此三过,乃取牛乳二斗和合,着铜器中,微火煮如膏,收之。每食以竹刀割取,随性任饱,服之则不饥。如欲食,先煮葵菜汁饮之,任食无碍。

又方:

养老延年服茯苓方,华山链子茯苓,研削如枣许大,令四方有角,安于新瓷瓶内,以好酒浸,以三重纸封其头,候百日开,其色当如饧糖。可日食二块,百日后肌体润泽;服一年后,可夜视物;久久服之,肠化为筋,可延年耐老,面若童颜。

《本草》:茯苓补五劳七伤,安胎,暖腰膝,开心益智,止健忘。忌醋及酸物。

补骨脂煎

唐郑相公为南海节度，七十有五，越地卑湿，伤于内外，众疾俱作，阳气衰绝，乳石补益之药，百端不应。有诃陵国舶主李摩诃献此方，经七八日，觉其功神验，自尔常服之。其方用破故纸十两，拣洗为末，用胡桃肉去皮二十两，研如泥，即入前末，更以好炼蜜和匀如饴，盛瓷器中，旦日以温酒化药一匙服之。不饮酒者温熟水化下，弥久则延年益气，悦心明目，补添筋骨。但禁食芸苔、羊血。

五味子煎

五味子红熟时采得，蒸烂，研取汁，去子熬成稀膏，量酸甘入蜜，再火上待蜜熟，俟冷器中贮，作汤。肺虚寒人，可化为汤，时时服。作果可以寄远。

五味：皮肉甘酸，核中辛苦，有咸味，此则五味具也。移门子服之十六年，色如玉女，入水不沾，入火不灼。

《本草》云：主益气，咳逆上气，劳伤羸瘦，补不足，强阴益精，养五脏，除热，生阴中肌。入药生曝不去子。

薄荷煎

消风热，化痰涎，利咽膈，清头目。

龙脑薄荷叶一斤　川芎三两　桔梗五两，去芦　甘

草四两　防风三两　缩砂仁一两

上为末,炼蜜为剂。此药看之甚可忽,用之大有功,仓卒之中,亦可应手解利。

治遍身麻痹,百节酸疼,头昏目眩,鼻塞脑痛,语言声重,项背拘急,皮肤瘙痒,或生瘾疹,及治肺热喉腥,脾热口甜,胆热口苦,又治鼻衄唾血,大小便出血,及脱着伤风,并沐浴后风,并可服之。

两眼暴赤肿痛,可以生薄荷取汁,更调此药令稀,贴两太阳,临睡更贴上下两眼睑,次日即散。

治肠风下血,可用此药二贴,和雪糕圆,如梧桐子大,作二服,空心熟水下,即止。

麦门冬饮

东坡诗云:"一枕清风直万钱,无人肯买北窗眠。开心暖胃门冬饮,知是东坡手自煎。"

《本草》云:"麦门冬,根上子也。安魂定魄,止渴肥人。治心肺虚热,并虚劳客热头痛,亦可取苗作熟水饮之。"

陶隐居云:"以四月采,冬月作实如青珠,根似矿麦,故谓麦门冬。以肥大者为好,用之汤泽,抽去心。不尔令人烦。"

甘露饮

常服快利胸膈,调养脾胃,快进饮食。

干饧糟头酢者,六分　生姜四分,洗净和皮

上相拌捣烂,捏作饼子,或焙或晒令干,每十两用甘草二两炙,同碾罗为末。每服二钱,入少盐,沸汤点,不拘时候。

此方专治翻胃、呕吐不止,饭食减少。常州一富人病翻胃,往京口甘露寺设水陆,泊舟岸下,梦一僧持汤一杯与之,饮罢犹记其香味,便觉胸膈少快。早入寺,知客供汤,乃是梦中所饮者,胸膈尤快。遂求其方,修制数十服,后疾遂瘥,名曰观音应梦散。予得之,常以待宾,易名曰甘露饮。在临河治一书吏,旋愈,切勿忽之陈书林。

糯米糕

治小便数,用纯糯米糕一掌大,临卧,炙令软熟啖之,仍以温酒下。不能饮,温汤下,坐行良久,待心间空便睡。盖糯稻能缩水,凡人夜饮酒者,是夜辄不尿,此糯之力也。

又方:有人渴用糯禾秆,斩去穗及根,取其中心,净器中烧作灰,每用一合许,汤一碗,沃浸良久,澄去滓,乘渴顿饮之,此亦糯稻缩水之力也。

杏仁粥

杏仁二两,去皮尖,研　猪肺一具,去管和研,令烂如糊

上用瓦瓶煮粥令熟,却将瓷碗放火上炙令热,以猪肚糊在碗内,便泻粥盖之,更以热汤抵令熟后服之,大能补肺气。

人参粥

人参半两,为末　生姜取汁,半两

上二味,以水二升,煮取一升,入粟米一合,煮为稀粥,觉饥即食之,治反胃吐酸水。

枸杞叶粥

枸杞叶半斤,细切　粳米二合

上二味,于石器中相和,煮作粥,以五味末、葱白等调和食之。

烧肝散

治男子妇人五劳七伤,胸膈满闷,饮食无味,脚膝无力,大肠虚滑,口内生疮,女人血气,并宜服之。

肉豆蔻三个,和皮　官桂　香白芷　当归　破故纸　人参　茯苓　桔梗各半两

上为末,每服四钱半,羊肝四两作片,糁药在上,以纸裹后,用南粉涂,文武火煨熟,米饮嚼下。

参归腰子

治心气虚损。

人参半两,细切　当归半两,上去芦,下去细者,取中段切　猪腰子一只

上以腰子用水两碗,煮至一盏半,将腰子细切,入二味药,同煎至八分,吃腰子,以汁送下。有吃不尽腰子,同上二味药滓焙干,为细末,山药糊为丸,如梧桐子大,每服三五十丸。此药多服为佳。

昆山神济大师方,献张魏公丞相,韩子常知府阁中服之有效。

平江医者丁御干谓葛枢密云:"此药本治心气怔忡而自汗者,不过一二服即愈,盖奇药也。"

甲乙饼

治痰喘嗽咳。

杏仁一两,去皮尖　牡蛎粉一两,同杏仁炒黄色　青黛一两

上研匀,入蜡一两熔,搜丸如弹子大,捏作饼。每用一饼,合日柿中,湿纸裹煨,约药熔方取,出火毒,细

嚼,糯米饮送下。

茯苓面

东坡《与程正辅书》云:"旧苦痔疾二十一年,今忽大作,百药不效,欲休粮以清净胜之而未能。今断酒肉与盐酪酱菜,凡有味物皆断,又断粳米饭,惟食淡面一味,其间更食胡麻茯苓面,少许取饱。胡麻,黑脂麻是也,去皮九蒸曝。白茯苓去皮,入少白蜜为䴸,杂胡麻食之,甚美。如此服食多日,气力不衰,而痔渐退。又云:既绝肉五味,只知此䴸及淡面,更不消别药,百病自去,此长年之真诀,但易知而难行尔。"

萝卜菜

治酒疾下血,旬日不止。

生萝卜。

上一味,拣稍大圆实者二十枚,留上青叶寸余及下根,用瓷瓶取井水煮,令十分烂熟,姜米淡醋空心任意,食之立止,用银器重汤煮尤佳。

羊肺羹

治小便频数,下焦虚冷。

羊肺一具,细切　羊肉四两,细切

上二味,入五味作羹,空腹食之。

又方:

生山芋半斤,削去皮　　小豆叶嫩者,一斤

上二味,豉汁中入五味煮羹食之。

又方:

生山芋半斤,削去皮　　薤白切,一握

上二味,以豉汁煮羹,入五味如常法,空腹食之。

又方:

生山芋半斤,削去皮

上拍碎,慢火煎,酒二升,候酒沸,旋下山芋,入盐、椒、葱白,空腹饮之。

百　合

治肺脏壅热烦闷。

新百合四两

上用蜜半盏和蒸令软,时时含一枣大,咽津服之。

黄　精

饵黄精耐老不饥。其法:可取瓮子去底,釜上安顿,令得所,盛黄精令满,密盖蒸之,令气溜,即暴之。第二遍蒸之亦如此。九蒸九曝,凡生时有一硕,熟有三四斗方好,蒸之不熟,则刺人咽喉,既熟曝干,不尔朽坏。食之甘美,补中益气,安五脏,润心肺,轻身延年,饥岁可以与老小休粮。《食疗》云:"根叶花实皆可食之。但相对者是,不对者名扁精,不可食。"

金樱子丸

补肾秘精,止遗泄,去白浊,牢关键,神妙。

金樱子一升,槌碎,入好酒二升,银器内熬之,候酒干一升以下,去滓,再熬成膏　桑白皮一两,炒　鸡头粉半两,夏采,日干　桑螵蛸一分,酥炙　白龙骨半两,烧赤为末　莲花须二分

上为末,入前膏子,搜为丸,如梧桐子大。空心盐汤温酒下三十丸。如丸不就,即用酒面糊为之。

青娥丸

治肾气虚弱,腰痛俯仰不利。秘精,大益阳事。老人服之,颜色还童。少年服此,行步如飞。

补骨脂十两,以水淘过,用香油炒,如脏腑虚冷,麦麸炒　杜仲五两,须是六两方得五两,锉如骰子大,麦麸炒黄色　胡桃仁五十个,以糯米粥相拌,白内捣五六百下,只用此粥为丸

上丸如梧桐子大,每服三十丸,空心盐酒下。

此方赵进道从广州太守处得之,久服大有神效,

遂作诗一绝以纪其功："十年辛苦走边隅，造化工夫信不虚，夺得风光归掌内，青娥不笑白髭须。"

服椒法

书林陈晔括为之歌：

青城山老人服椒得妙诀，年过九十余，貌不类期颐，再拜而请之，欣然为我说："蜀椒二斤，净，拣去梗核及闭口者净称，解盐六两，洁，其色青白，龟背者良，研细，糁盐慢火煮，煮透滚菊末。糁盐在椒上，用滚汤泡，过椒五寸许，经宿，以银石器慢火煮，止留椒汁半盏，扫干地，铺净纸，倾椒在纸上，覆以新盆，封以黄土，经宿取置盆内，将干菊花末六两拌滚令匀，更洒所余椒汁，然后摊于筛子内晾干。菊须花小色黄，叶厚茎紫，气香味甘，名曰甘菊，蕊可作羹者为真，阴干为末。初服十五丸，早晚不可辍。每月渐渐增，累之至二百。初服之月，早十五粒，晚如之；次月，早晚各二十粒；第三月增十粒，至二百粒止。盐酒或盐汤，任君意所歠。服及半年间，胸膈微觉塞。每日退十丸，还至十五粒。俟其无碍时，数复如前日服半年后，觉胸膈间横塞如有物碍，即每日退十粒，退至十五粒止，俟其无碍，所服仍如前。常令气熏蒸，否则前功失须终始服之，令椒气早晚熏蒸，如一日不服，则前功俱废矣。饮食蔬果等，并无所忌节。一年效即见，容颜顿悦泽。目明而耳聪，须乌而发黑。补肾轻腰身，固气益精血。椒温盐亦温，菊性去烦热。四旬方可服，服之幸毋忽。逮至数十年，功与造化埒。耐老更延年，不知儿岁月。四十岁方可服，若四十岁服至老，只如四十岁人颜容，此其验也。嗜欲若能忘，其效尤卓绝。我欲世人安，作歌故悁切。"

服豨莶法

豨莶俗呼火炊草，春生苗叶，秋初有花，秋末结实。近世多有单服者，云甚益元气。蜀人服之法：五月五日，六月六日，九月九日，采其叶，去根茎花实，净洗曝干，入甑中，层层洒酒，与蜜蒸之，如此九过则已，气味极香美。熬捣筛蜜丸服之，云治肝肾风气，四肢麻痹，骨间疼，腰膝无力，亦能行大肠气。张乖崖咏进表云："谁知至贱之中，乃有殊常之效，臣吃至百服，眼目轻明；至千服，髭鬓乌黑，筋力较健，效验多端。"陈书林《经验方》叙述甚详，疗诸疾患各有汤使。今人采服，一就秋花成实后和枝取用，洒酒蒸曝，杵臼中，舂为细末，炼蜜为丸以服之。

妇人小儿食治方

陈令尹书，精细恨好处，在食治诸方。然老人晚景,儿孙眷辑,团栾侍奉。诸妇妊娠,望得雄之喜;诸孙褓褓,快含饴之乐。其间或有疢疾者,在目前岂不萦怀! 余畴昔闻见所抄,有妇人小儿食治诸方,用之良验。今附益于编末,亦以资耆英闲览,且以备用云。

治血气诸方

地黄粥

治妇人血气不调。

生地黄汁二合　粟米一合　粳米一合　诃黎勒炮,去核为末,半两　盐花少许

上以水三升,先煮二米,将熟,次入诃黎勒末、地黄汁、盐花,搅匀,煮令稀稠得所,分二服。

猪肚粥

治妇人腹胁血癖气痛,冲头面燧燧,呕吐酸水,四肢烦热,腹胀。

白术二两　槟榔一枚　生姜一两半,切,炒

上三味,粗捣筛,以猪肚一枚,治如食法,去涎滑,纳药于肚中,缝口。以水七升,煮肚令熟,取汁,入粳米及五味同煮粥,空腹食之。

羊肉面棋子

治妇人血气癖积脏腑,疼痛泄泻。

小麦面四两　肉豆蔻去谷,为末　荜茇为末　胡椒

为末　蜀椒去目，并闭口，炒出汗，各一钱，末

上五味拌匀，以水和作棋子，用精羊肉四两，细切，炒令干，下水五升，入葱薤白各五茎，细切，依常法煮肉，以盐醋调和，候熟，滤去肉，将汁煮棋子，空腹热食之。

猪肾棋子

治妇人血积久憩冷气，心腹常疼。

小麦面四两　良姜末　茴香末　肉苁蓉去皮，炙为末　蜀椒各一钱，末　獖猪肾一对，去脂膜，切如绿豆大

上六味，除肾外，以水切作棋子，先将肾以水五碗煮，次入葱、薤白各少许。候肾熟，以五味调和如常法，入药棋子，再煮令熟。分三次，空腹食之。

半夏拨刀

治妇人疟癖血气，口吐酸水。

大麦面四两　半夏汤洗去滑，尽炒半两，为末　肉桂去粗皮，一钱，为末

上三味，同以生姜汁并米醋少许和，切作拨刀，熟煮如常法，空心食之。

妊娠诸病

麦门冬粥

治妊娠胃反呕逆不下。

生麦门冬去心净洗,切碎研烂绞汁,取一合　白粳米净淘,二合　薏苡仁拣净去土,一合　生地黄肥者,四两,净洗切碎研烂,绞汁三合　生姜汁一合

上以水三盏,先煮煎粳米、薏苡仁二味令百沸,次下地黄、麦门冬、生姜三味汁相和,煎成稀粥,空心温服。如呕逆未定,晚后更煮食之。

生地黄粥

治妊娠下血漏胎。

生地黄汁一合　糯米净淘一合

上先将糯米煮作粥,熟后下地黄汁,搅调匀服之。每日空腹服。

陈橘皮粥

治妊娠冷热气痛连腹,不可忍。

陈橘皮汤浸去白,焙,一两　苎麻根刮去土,曝干,一两　良姜末,三钱　白粳米择净,半合

上四味,除粳米外,捣罗为散,每服五钱匕,先以水五盏,煎至三盏,去滓,入粳米半合,盐一钱,煮作粥食之。空心一服,至晚更一服。

豉心粥

治诸种疟疾,寒热往来。

豆豉心二合,以百沸汤泡,细研　柴胡去苗,二钱,末　桃仁汤浸去皮尖,研,三十个

上先将豆豉心、桃仁,以白米三合、水半升同煮为粥,临熟入柴胡末,搅匀食之。

阿胶粥

治妊娠胎动不安。

阿胶一两,捣碎,炒令黄燥,捣为末　糯米

上先将糯米煮粥,临熟下阿胶,搅匀温食之。

鹿头肉粥

治妊娠四肢虚肿,喘急胀满。

鹿头肉半斤　蔓荆子去土,一两　良姜　茴香炒令香,各半两

上四味,除鹿肉外,捣罗为末,每服四钱匕,先将水五盏,煮鹿肉,候水至三盏,去肉下白米一合同药末,候米熟,下五味调和得所。分作三服,一日食尽。

鲤鱼粥

治妊娠安胎。

鲤鱼一尾,治如食法　糯米一合　葱二七茎,细切　豉半合

上以水三升,煮鱼至一半,去鱼,入糯米、葱豉煮粥食之。

葱 粥

治妊娠数月未满损动。

葱三茎　糯米三合

上以葱煮糯米粥食之,如产后血晕用之亦效。

竹沥粥

治妊娠常苦烦闷。

淡竹沥三合　粟米三合

上以水煮粟米成粥,临熟下竹沥更煎,令稀稠得所,温食之。

苎麻粥

治妊娠胎不安,腹中疼痛,宜常食。

生苎麻根一两,净洗,煮取汁二合　白糯米二合　大麦面一合　陈橘皮浸去白,炒,半两,末

上四味,以水同煮为粥,令稀稠得所,熟后入盐少许,平分作二服,空腹热食之。

鲤鱼羹

治妊娠伤动,胎气不安。

鲜鲤鱼一头,理如食法　黄芪锉,炒　当归切,焙　人参　生地黄各半两　蜀椒十粒,炒　生姜一分　陈橘皮汤浸去白,一分　糯米一合

上九味,锉八味令匀细,纳鱼腹中,用绵裹合,以水三升煮鱼熟,将出去骨取肉,及取鱼腹中药同为羹,下少盐醋,热啜汁吃,极效。

黄鸡臛

治妊娠四肢虚肿，喘急，兼呕逆不下。

黄雄鸡一只，去头足及皮毛、肠胃等，洗净去血脉，于沸汤中掠过，去腥水　良姜一两　桑白皮刮净，锉，一两半　黄芪拣锉，一两

上四味，锉后三味与鸡同煮，候鸡熟去药，取鸡留汁，将鸡细擘去骨，将汁入五味调和，入鸡肉再煮，令滋味相入了，随性食之，不计早晚，不妨别服药饵。

鸡子羹

治妊娠胎不安。

鸡子一枚　阿胶炒令燥，一两

上取好酒一升，微火煎胶，令消，后入鸡子并盐一钱和之。分作三服，相次食之。

山芋面

治妊娠恶阻呕逆，及头痛，食物不下。

生山芋一尺，于砂盆内研，令尽，以葛布绞滤过　苎麻根一握，去皮，烂捣碎

上研匀，入大麦面三两，和搜细切如棋子大，于葱薤羹汁内煮熟，旋食之。

又方：

木瓜一枚，大者，切　蜜二两

上二味于水中同煮，令木瓜烂，于砂盆内细研，入

小麦面三两,搜令相入,薄捍,切为棋子。每日空心,用白沸汤煮,强半盏,和汁淡食之。

鸡肉索饼

治妊娠,养胎脏,及治胎漏下血,心烦口干。

丹雄鸡一只,取肉,去肚,作臞　白面一斤

上二味,搜面作索饼,和臞任意食之。

鸡子酒

治妊娠血下不止。

鸡子五枚,取黄

上取好酒一盏,同煎如稀饧,顿服之。未差,更作服之,以差为度。

小豆饮

治妊娠漏胎,血尽子死。

赤小豆半升　蜀椒去目,并闭口,炒出汗,十四枚

乌雌鸡一只,理如食法

上三味,以水二升,同煮令熟,取汁,时时饮之。未差,更作服之。

葱豉汤

治妊娠伤寒头痛。

豉一合　葱白一握,去根,切　生姜一两半

上以水一大盏,煮至六分,去滓分二服。

产后诸病

论曰：妊娠者十月既足，百骨皆坼，肌肉开解，然后能生。百日之内犹名产母，时人将调一月，便为平复，岂不谬乎。若饮食失节，冷热乖理，血气虚损，因此成疾。药饵不和，更增诸病，今宜以饮食调治为良。

鲍鱼羹

治产后乳汁不下。

鲍鱼肉半斤，细切　麻子仁一两半，别研　葱白二茎，切碎　香豉半合，别研

上先将水三升煮鱼肉，熟后入后二味，煮作羹，任意食之。

猪蹄粥

治产后乳汁不下。

母猪蹄一只，治如食法，以水三盏，煮取二盏，去蹄　王瓜根洗切　木通锉碎　漏芦去芦头，各一两

上四味，除猪蹄汁外，粗捣筛，每服三钱匕，以煮猪蹄汁二盏，先煎药至一盏半，去滓，入葱豉五味等，并白米半合，煮作粥，任意食之。

猪蹄羹

治产后乳汁不下。

母猪蹄二只，净洗，锉　木通一两半，锉作寸段

上先将木通，以水五升，煎取四升，去木通，和猪

蹄入五味,如常法煮羹,任意食。

又方:猪蹄一具,洗锉　粳米一合,净淘

上用不拘多少,入五味煮作羹,任意食,作粥亦得。

牛肉羹

治产后乳无汁。

牛鼻肉净洗,切作小片

上用水煮烂,入五味,如常法煮作羹,任意食之。

鹿肉臛

治产后乳无汁。

鹿肉四两,洗切

上用水三碗煮,入五味作臛,任意食之。

三肉臛

治产后乳汁不下。

龟肉二两,洗切　羊肉三两,洗切　獐肉三两,洗切

上用水不拘多少,入五味煮为臛,食之。

苏麻粥

治妇人产后有三种疾,郁冒则多汗,汗则大便秘,故难于用药,惟此粥最佳,且稳。

紫苏子　大麻子二味各半合,洗净,研极细,用水再研,滤汁二盏,分二次粥啜

上此粥不独产后可服,大抵老人诸虚,久风秘,皆

得力。尝有一贵人母,年八十四,忽腹满头疼,恶心不能食,医家供补脾进食,治风清头目药,数日疾益甚,恳予辨之。予曰:"误矣,此老人风秘,脏腑壅滞聚膈中,则腹胀恶心不喜食,至巅头痛神昏。如得脏腑流畅,诸疾悉去。"予进此而气泄,下结粪如胡椒十余,少间通利,诸证悉去许学士方。

茯苓粥

治产后无所苦,欲睡而不得睡。

白茯苓去黑皮取末,半两　粳米二合

上二味,以米淘净煮粥半熟,即下茯苓末,煮熟,任意食之。

地黄粥

治初产,腹中恶血不下。

生地黄五两,捣绞汁三合　生姜捣绞,取汁二合　粳米净淘,三合

上先将米如常法煮粥,临熟下地黄及生姜汁,搅令匀,空腹食之。

紫苋粥

治产前后赤白痢。

紫苋叶细锉,一握　粳米三合

上先以水煎苋叶取汁,去滓,下米煮粥,空心食之,立瘥。

滑石粥

治产后小便不利，淋涩。

滑石半两，别研　瞿麦穗一两　粳米三合

上以水三升，先煎瞿麦取二升半，滤去滓，将汁入米，煮如常粥，将熟入盐少许，葱白三寸，方入滑石末，煮令稀稠得所。分作三度食之。

羊肉粥

治产后七日后，宜吃此粥。

白羊肉去脂膜，四两，细切　粳米净淘，三合　生地黄汁三合　桂去粗皮，锉取末，一分

上以水煮肉并米，熟后入地黄汁并桂末，令得所，以五味调和，空心任意食之。

猪肾粥

治产后寒热状如疟，猪肾粥方。

猪肾去脂膜，细切，一对　香豉一合　白粳米三合　葱三茎，细切

上四味，以水三升，煮猪肾豉葱至二升，去滓，下米煮如常法，以五味调和作粥食之。未瘥更作。

黄雌鸡饭

产后虚羸，补益。

黄雌鸡一只，去毛及肠肚　生百合洗净择一果　白粳米饭一盏

上将粳米饭、百合入在鸡腹内，以线缝定，用五味汁煮鸡令熟，开肚取百合粳米饭，和鸡汁调和食之，食鸡肉亦妙。

黄雌鸡羹

治产后虚损。

黄雌鸡一只，肥者，理如食法　葱白五茎，切　粳米半升

上三味依常法，以五味调和为羹，任意食之。

猪肚羹

治产后积热劳极，四肢干瘦，饮食不生肌肉。

獖猪肚一件，净洗，洗以小麦煮，令半熟取出，肚细切，令安一处　黄耆锉碎，半两　人参三分　粳米三合　莲实锉碎，一两

上以水五升煮猪肚，入人参、黄耆、莲实。候烂，滤去药并肚，澄其汁令清，方入米煮，临熟入葱白五味调和作粥。任意食。

鲫鱼羹

治产后乳无汁。

鲫鱼一斤　蛴螬五个

上依常法煮羹，食后食之。

鲫鱼鲙

治产后赤白痢。

鲫鱼一斤,治如食法　莳萝　陈橘皮汤去白,焙　芜
荑干姜炮　胡椒各一钱,为末

上取鲫鱼作鲙,投热豉汁中,入盐、药末,搅调,空
腹食之。

脯鸡糁

治产后心虚怔悸,遍身疼痛。

黄雌鸡一只,去毛头足肠胃,净洗,以小麦两合,水五
升,煮鸡半熟,即取出鸡,去骨　蜀椒去目并闭口,炒汗出,
取末一钱,柴胡去苗,二钱,干姜末半钱,粳米三合。

上先取水,再煮鸡及米,令烂,入葱、薤、椒、姜、柴
胡末等,次又入五味盐酱,取熟,任意食之。

猪肾臛

治产后风虚劳冷,百骨节疼,身体烦热。

猪肾一对,去脂膜,薄切　羊肾一对,去脂膜,薄切

上以五味并葱白豉为臛。如常食之,不拘时。

冬瓜拨刀

治产后血壅消渴,日夜不止。

冬瓜研,取汁三合　小麦面四两　地黄汁三合

上三味一处搜和,如常面,切为拨刀,先将獐肉四
两细切,用五味调和煮汁,熟后,却漉去肉,取汁,下拨
刀面,煮令熟,不拘多少,任意食之。

煨猪肝

治产后赤白痢，腰腹疼痛，不能下食。

猪肝四两　芜荑末，一钱

上将猪肝薄切，糁芜荑末于肝叶中，五味调和，以湿纸裹，塘灰火煨熟，去纸食。

生藕汁饮

治产后恶血不利，壮热虚烦。

生藕汁　地黄汁各半盏　蜜一匙　淡竹叶一握，切，以水一盏半，煎取汁半盏

上四味同煎沸熟，温分三服，日二夜一。

又方：

治妇人蓐中好食热面酒肉，变成渴燥。

生藕汁　生地黄汁各半盏

上二味相和，温暖分为三服。

小儿诸病

四米汤

治小儿泄注。

粱米　稻米　黍米各三合　蜡如半弹丸大

上以东流水二升，煮粱米三沸，绞去滓，以汁煮稻米三沸，去滓，用汁煮黍米三沸，绞去滓，置蜡于汁中，候蜡消。每服半合，空心午后各一，随儿大小增减。

牡丹粥

治小儿癖瘕病。

牡丹叶　漏芦去芦头　决明子各一两半　雄猪肝去筋膜,切研,二两

上以水三升,煎前三味,去滓取一升半,入猪肝及入粳米二合,煮粥如常法。空腹食之,随儿大小加减。

扁豆粥

治小儿霍乱。

扁豆茎切焙,一升　人参二两

上以水三升,先煮扁豆茎,令熟,下人参,煎至二升,去滓,取汁煮粟米三合为粥,与乳母食。临乳儿时,先将去少许冷乳汁,然后,乳母常食此粥,佳。

猪子肝

治小儿久痢。

猪子肝一具

上切作片,炙熟,空心食之。

鸡子饵

治小儿秋夏中暴冷,忽下痢腹胀,乍寒乍热,渴甚。

鸡子二枚,去壳　胡粉半两,炒令黄　黄蜡一枣大

上先下黄蜡于铫子内,微火上熔,次下鸡子黄及胡粉调和,候冷作饼与儿。空心午后食之,量儿大小

增减。

牛乳饮

治小儿哕。

牛乳一合　生姜汁半合

上于银器中，慢火同煎至六七沸。一岁儿饮半合，仍量儿大小，以意加减。

甘草豆方

冬月小儿解诸热毒，老人亦宜服之。

大黑豆三升，净洗　甘草三两，细锉

上用水六升，煮令烂熟，时时以三五十颗与小儿食之，汁亦可服。又可用已煮过黑豆，入香药末，和匀，甑上蒸令香软，尤佳。

《寿亲养老新书》卷之二

卷之三

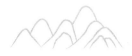

敬直老人邹铉　编次

玉窗黄应紫　　点校

太上玉轴六字气诀

黄庭山人邹应博述

《道藏》有《玉轴经》言五脏六腑之气，因五味熏灼不和，又六欲七情，积久生疾。内伤脏腑，外攻九窍，以至百骸受病。轻则痼癖，甚则盲废，又重则丧亡。故太上悯之，以六字气诀，治五脏六腑之病。其法：以"呼"而自泻出脏腑之毒气；以"吸"而自采天地之清气以补之。当日小验，旬日大验，年后万病不生，延年益算，卫生之宝，非人勿传。"呼"有六曰，呵、呼、呬、嘘、嘻、吹也。"吸"则一而已。"呼"有六者：以"呵"字治心气，以"呼"字治脾气，以"呬"字治肺气，以"嘘"字治肝气，以"嘻"字治胆气，以"吹"字治肾气。此六字气诀，分主五脏六腑也。凡天地之气，自子至巳，为六阳时。自午至亥，为六阴时。如阳时，则对东方勿尽闭窗户，然忌风入，乃解带正坐，扣齿三十六，以定神。先搅口中浊津，漱炼二三百下，候口中成清水，即低头向左而咽之，以意送下。候汩汩至腹间，即低头开口，先念"呵"字，以吐心中毒气。念时，耳不得闻"呵"字声，闻即气粗，及损心气也。念毕，仰头闭口，以鼻徐徐吸天地之清气，以补心气。吸时耳亦不得闻吸声，闻即气粗，亦损心气也。但呵时令短，吸时令长，即吐少纳多也。吸讫，即又低头念"呵"字，耳复不得闻"呵"字声。呵讫，又仰头以鼻徐徐吸清气以补心，亦不可闻吸声。如此吸者六次，即心之毒气渐散，又以天地之清气补之。心之元气亦渐复矣。再又依此式念"呼"字，耳亦不可闻"呼"声。又吸以补脾耳，亦不可闻吸声。如此者六，所以散脾毒而补脾元也。次又念"呬"字以泻肺毒，以吸而补肺元，亦须六次。次念"嘘"字，以泻肝毒，以吸而补肝元。"嘻"以泻胆毒，吸以补胆元。"吹"以泻肾毒，吸以补肾元。如此者，并各六次，是谓小周。小周者，六六三十六也。三十六而六气遍，脏腑之毒气渐消，病根渐除，祖气渐完矣。次看，是何脏腑受病，如眼病，即又念"嘘""嘻"二字，各十八遍，仍每次以吸补之，总之为三十六。讫，是为中周，中周者第二次三十六，通为七十二也。次又再依前，"呵""呼""呬""嘘""嘻""吹"六字法。各为六次，并须呼以泻之，吸以补之。愈当精虔，不可怠废。

此第三次三十六也,是为大周。即总之为一百单八次,是谓百八诀也。午时属阴时,有病即对南方为之。南方属火,所以却阴毒也。然又不若子后巳前,面东之为阳时也。如早起床上,面东,将六字各为六次,是为小周。亦可治眼病也,凡眼中诸证,惟此诀能去之。他病亦然。神乎神乎,此太上之慈旨也。略见《玉轴真经》,而详则得之师授也。如病重者,每字作五十次,凡三百,而六腑周矣,乃漱炼咽液叩齿讫,复为之,又三百次。讫,复漱炼咽液叩齿如初。如此者三。即通为九百次,无病不愈。秘之秘之,非人勿传。

《四时摄养论》中有云:"春,肝气盛者,调'嘘'气以利之。夏,心气盛者,调'呵'气以疏之。秋,肺气盛者,调'呬'气以泄之。冬,肾气盛者,调'吹'气以平之。"但言调此四气,而书中未详及四气之诀。今举曾叔祖朴庵《炎詹集》中《玉轴六气》全文以明之。黄玉窗云:"爱山袁倅得朴庵亲传,每日子、午、卯、酉四时,行持六字密室中,竹帘布帷隔风为上。亦尝得爱山亲授口诀云。"

食后将息法

平旦点心讫,即自以热手摩腹。出门庭,行五六十步,消息之。中食后,还以热手摩腹,行一二百步,缓缓行,勿令气急。行讫,还床偃卧。颗苏煎枣啜半升以下人参、茯苓、甘草等饮,觉似少热。即以麦门冬、竹叶、茅根等饮,量性将理。食饱,不宜急行。及走,不宜大语、远唤人、嗔喜。卧睡觉,食散后,随其所业,不宜劳心力。腹空即须索食,不宜忍饥。生硬粘滑等物,多致霍乱。秋冬间,暖裹腹。腹中微似不安,即服厚朴、生姜等饮。如此将息,必无横疾。

养　　性

鸡鸣时起,就卧床中导引,讫,栉漱即巾。正坐,量时候寒温,吃点心,饭若粥。若服药,先饭食。服药吃酒消息讫,入静室,烧香诵经,洗雪心源,息其烦虑。良久事了,即出。徐徐步庭院散气,地湿即勿行,但屋下东西步,令气散。家事付与儿子,不宜关心。平居不得嗔叫用力,饮酒至醉,并为大害。四时气候和畅之日,量其时节寒温,出门行三二里,及三百二百步为佳,量力行,但勿令气乏喘而已。亲故相访,间同行出游,百步或坐,量力谈笑,才得欢通,不可过度耳。人性非合道者,焉能无闷? 须畜数百卷书:《易》《老》《庄》等第一。勤洗浣,以香沾之,身数沐浴令洁净，则神安道胜也。左右供使之人，得清净子弟，小心少过谦谨者。自然事闲，无物相恼，令人气和心平。凡人不能绝嗔，若用无理之人，易生嗔怒，妨人导性。

二篇之旨，养卫得理。皆沈存中《怀山录》所述存中名括。

安　车

轮不欲高，高则摇车。身长六尺，可以卧也。其广合辙辋以索系合之，索如条大可也。车上设四柱，盖密帘，竹织、绢糊、黑漆。少加棕，棕重又蔽眼，害于观眺。箱高尺四寸，设茵荐之外，可以隐肘为法。车后为门，前设扶板，加于箱上，在前可凭，在后可倚。临时移徙，以铁距子簪于两箱之上。板可阔尺余，令可容书策及肴樽之类。箱下以板弥之，卧则障风。近后为牕户，以备仄卧观山也。车后施油幌。幌两头施轴如画帧，轴大如指，有雨则展之，傅于前柱。欲障日，障风，则半展或偏展一边，临时以铁距子簪于车盖梁及箱下，无用则卷之，立于车后。车前为纳陛，令可垂足而坐。要卧则以板梁之令平，琴、书、酒榼、扇、帽之类，挂车柱，及盖间、车后皆可也。

汉召申公以安车蒲轮。闵子蓦、江革，皆尝为亲御车。邵康节诗云："喜醉岂无千日酒,惜花还有四时花。小车行处人观看,满洛城中都是家。"又云："大鼇子中消白日,小车儿上看青天。"司马温公、崇德待康节不至,有诗云："淡日浓云合复开,碧嵩清洛远萦回。林端高阁望已久,花外小车尤未来。"康节和章亦有"万花深处小车来"之句。老人游观,雅宜小车之适,存中《怀山录》以安车为首云。

游山具

游山客不可多,多则应接人事劳顿,有妨静赏,兼仆众所至扰人。今为三人,其诸应用物,共为两肩,三人荷之。操几杖持,盖杂使,更三人足矣。肩舆者未预,客有所携,则相照裁损,无浪[1]重复,惟轻简为便。器皿皆木漆,轻而远盗。惟酒杯或可用银。钱一二千,使人腰之,操几杖者可兼也。

行具二肩

甲肩

左衣箧一:

衣、被、枕、盥漱具、手巾、足巾、药汤、梳。

---

[1] 浪:同治九年本作"须"。

右食匮一：

竹为之。二甂，并底盖为四，食盘子三，每盘果子碟十，镤酒榼一，可容数升，以备沽酒。匏一，杯三。漆筒合子贮脯修干果嘉蔬各数品，饼饵少许，以备饮食不时应猝。惟三食盘相重为一甂，其余分任之。暑月果修皆不须携。

乙肩

竹甂二，下为柜，上为虚甂。

左甂上层书箱一：

纸、笔、墨、砚、剪刀、韵略、杂书册。

柜中食碗、碟各六，匕箸各四。生果数物，削果刀子。

右隔上层：琴一，竹匣贮之。

摺叠棋局一，柜中棋子。茶二三品：蜡茶，即碾熟者。盏托各三。瓢匕等。

附带杂物：小斧子、刀子、厮药锄子、蜡烛、柱杖、泥靴、雨伞、凉笠、食铫、虎子、急须子、油筒。

老人心闲无事，每喜出游。康节诗所谓"待天春暖秋凉日，是我东游西泛时"也。《怀山录》述游山之具，适用之宜。倪尚书思《经锄堂杂志》，记雪川城内外游赏去处，凡四十二所。谓每月一游，则日日可度。每岁一游，则可阅三十年。日日游太频，劳费可厌。岁一游太疏。今酌其宜,每月往一处游。一月之中,又择良辰美景,具山殽野蔌,或邀一两宾,无宾携子弟同行,庶疏数得中,亦康节所谓"遍洛阳城皆可游"也。

居山约

余营兼山,本以藏拙,已就粗安,可以忘归。诸儿之意,眷恋挽留,又难遽绝。今与汝曹约:每月,二十日在山,十日在家。独甚暑甚寒两月,则全在家,恐山中不便也。山中不可独,须子弟一人侍。置历轮流,四子每人一旬,周而复始。其当旬者,饮膳之类,专一掌之,其余在家,有效时新,各随其意,多少不拘,无亦不责。其或有商议事,合要来此,不必当旬,自宜前禀。自六月为始,各于旬下书名,如当旬有私干,兄弟那容。倪尚书之子:祖仁、祖义、祖礼、祖智、祖信、祖常。祖常有最良之誉。

老人之性有喜山居者,沈存中云:"山林深远,固是佳境。独往则多阻,数人则喧杂,必在人野相近,心远地偏,背山临流,气候高爽,土地良沃,泉石清美。如此得十亩平坦处,便可葺居。左右映带,冈阜形胜,最为上地。地势好则居者安也。缔造规模,从人意匠。中门外作池,可半亩余,种芰荷菱芡。绕池岸种甘菊,既可采,又可观赏。"

欹 床

如今之倚床,但两向施档,齐高合曲尺上平。僧家亦有偏禅倚,亦有仄档。然高低不等,难为仄倚。若背倚左档,则右档可几臂;倚右档,则左可几臂。左右几互倚,令人不倦。仍可左右蟠足,或枕档角,欹眠无不便适。其度:座方二尺,高一尺八寸,档高一尺五寸从地至档共高三尺三寸。木制藤绷,或竹为之尺寸随人所便增损。

"饱食缓行初睡觉,一瓯新茗待儿煎。脱巾斜倚绳床坐,风送水声来耳边。"裴晋公诗也。

醉 床

为床长七尺,广三尺,高一尺八寸,自半以上,别为子面,嵌大床中间。子面广二尺五寸,长三尺,皆木制。韦综之韦综欲涩,欲眠,人身不退,韦下虚二寸,床底以板弥之,勿令通风。子面嵌下与大床平,一头施转轴。当大床中间子面底设一拐撑,分为五刻。子面首挂一枕,若欲危坐,即撑起,令子面直上,便可靠背,以枕承脑。欲稍偃,则退一刻。尽五刻,即与大床平矣。凡饮酒不宜便卧,当倚床而坐,稍倦则稍偃之。困即放平而卧,使一童移撑,高下如意。不须卧大床[1],以尽四体之适。大床两缘有二尺余,前后皆有[1],窍孔为直,凡孔[1]其下为筍,欲倚手,则欵于各[1]窍孔中。以上[1]二床便于佚老,制度皆佳。

观雪庵

庵长九尺,阔八尺,高六尺,以轻木为格,纸糊之,三面如枕屏风,上以一格覆之。面前施夹幔,中间可容小坐床四具。不妨设火及饮具,随处移行,背风展之,迥地即就雪中卓之,比之毡帐轻而门阔,不碍瞻眺。施之别用皆可,不独观雪也。

此庵即东坡之择胜亭也。东坡守汝阴,作亭以帷幕为之,世所未有。《铭》略云:"乃作新亭,筵楹栾梁。凿枘交设,合散靡常。赤油仰承,青幄四张。我所欲往,十夫可将,与水升降,除地布床。"又云:"岂独临水,无适不藏。春朝花郊,秋夕月场,无胫而趋,无翼而翔。敝又改为,其费易偿。榜曰'择胜',名实允当。"观此铭,则其制度可备见也,子由亦云:"子瞻以幄为亭,欲往即设,不常其处,名曰择胜。作四言一章,辙爱其文,故继之。"略云:"我兄和仲,塞刚立柔,

---

[1]"卧大床""后皆有""孔""于各""以上"十一字,据清同治九年聚文斋刻本补。

视身如传，苟完不求。山磐水嬉，习气未瘳。岂以吾好，而俾民忧。颖尾甚清，颍曲孔幽。风有翠幄，雨有赤油。匪舟匪车，亦可相攸。”养老奉亲者为之，良可以供游观之适云。

蒲花褥

九月掇蒲，略蒸，不尔则生虫，暴令燥，投布囊中，将取花如柳絮者。欲为坐褥或卧褥，以帛为方囊，满实蒲花，杖鞭令匀，厚五六寸许，其上复以褥表囊之，虚软温燠，他物无比。春间不御，则褫去褥表，出囊，复笐燥处，略暴之，岁岁如此。南方海闽中有木绵，亦不及蒲花之柔暖。

汤　鎗

温酒，为铁铜鎗，深三寸，平底，可贮二寸汤。以酒杯排汤中，酒温即取饮。冬时拥炉静话，免使僮仆纷纷，殊益幽致。

羊羔酒

米一石，如常法浸浆，肥羊肉七斤，曲十四两，诸曲皆可。将羊肉切作四方块，烂煮。杏仁一斤同煮。留汁七斗许，拌米饭曲，更用木香一两，同酝，不得犯水。十日熟，味极甘滑。此宣和化成殿方。

雪花酒

羊精膂肉一斤，去筋膜，温水浸洗，批作薄片，用极好酒一升，煮令肉烂，细切，研成膏。别用羊筒髓三两，肾窠脂一两，于银锅内熔作油，去滓，却入先研肉膏内，并研令匀，又入龙脑少许拌和，倾入瓷瓯内，候冷。每用时取出切作薄片，入酒杯中，以温酒浸饮之。龙脑候极温方入，如无脑，入木香少许，亦佳。二味各入少许尤佳。

二酒宜为旨甘之奉。

荼蘼酒

好酒一斗，用木香一块，以酒一杯，于砂盆内约磨下半钱许，用细绢滤入瓶，密封包。临饮取荼蘼百英，浮沉酒面，人不能辨，查花和露红小蓓取十个，去枝叶，用生纱袋盛挂于瓶口，近酒面一寸许，密封瓶口，三两日可饮。或以汤柑皮，旋滴汁数点于酒盏内，亦佳。

此酒色香味三绝，宜奉老人清兴。酴醾本酒名也，世所开花，元以其颜色似之，故取其名。《唐书·百官志》："良酝著令供酴醾酒，今人或取花以为枕囊。"故黄山谷诗云："名字因壶酒，风流付枕帏。"

香　炭

以精石炭屑之，生葵叶杂捣为饼，钱大。暴干焚香，虽致冷湿地，火亦不灭，石炭相郡煤子最佳。余处者，性急动之则火灭。不得已，清泉者次之，长泉者又为下。一法：杉炭末五两，胡粉、黄丹各一两，合捣为细末，着糯米胶和匀作饼子，候干，火内烧通红，以纸灰埋香炉中，焚香经久不灭不消。

降真香

虚堂清夜宴坐焚之，降真香一斤，沉香四两，龙脑一分，蜜和之。

茅香时烧少许亦佳。《本草》云："可入印香中，合香附子末用。"

四品奇香

雪梅香：丁香一分沉檀半，胫炭筛研半两来。捻取些儿炉口爇，人人道是雪中梅。

江梅香：人人尽道是江梅，半两丁香一分茴。更用藿零俱半两，麝香少许是良媒。

百花香：一两甘松二两芎，麝香少许蜜和同。圆如弹子安炉上，恰似百花凝晓风。

长春香：二两笺香三两檀，麝香脑子一钱宽。华堂静处炉烟起,清韵长春赛蕙兰。

御爱四和香

沉香　檀香　降真　笺香　茅香　海螵蛸各一两重　麝香二钱重　樟脑一钱半重　龙骨半两　蜜

上诸香锉碎,蜜和匀后,用龙骨麝脑,碾细和入新瓦瓶内,封闭勿令气出,经三日方倾出。限三日过,遇四更时分,当天取露气,天明便收,阴干。如此三次,研为末,用蜜、些子黄蜡,调作饼子,用瓷器收。遇烧时用水一盏傍香炉边方烧香。

香方甚多,独此方用龙骨锁住其烟不散,所以为妙。

试　茶

采嫩芽,先沸汤,乃投芽煮变色挹取,握去水小焙,中焙欲干,鎗内略炒使香,磨碾皆可。坐圃临泉,旋撷旋烹,芳新不类常韵。

香　茶

上春嫩茶芽,每五百钱重,以绿豆一升,去壳蒸焙,山药十两,一处细磨。另以脑麝各半钱重,入盆同研,约二千杵,纳罐内密封,窖三日后可以烹点。愈久香味愈佳。

柏汤方

采嫩柏叶，线系垂挂一大瓮中，纸糊其口，经月取，如未甚干，更闭之。至干取为末，如嫩草色。不用瓮，只密室中亦可，但不及瓮中者青翠。若见风则黄矣。此汤可以代茶，夜话饮之，尤醒睡。饮茶多则伤人气，耗精害脾胃。柏汤甚有益，如太苦则加少山芋尤佳。《外治秘要》有代茶新饮，然作药味，不若柏汤。隐居道话，尤助幽尚。

三妙汤

地黄、枸杞实各取汁一升，蜜半升，银器中同煎如稀饧。每服一大匕，汤调、酒调皆可。实气养血，久服弥益人。

干荔枝汤

蔗糖一斤，毬糖亦好　大乌梅润者二两，汤浸，时复换水，澄去酸汁，不去核，焙干　桂去皮为末　生姜二两，薄切作片，焙干

上先将乌梅、生姜为细末，入在砂糖内，与桂末拌和匀，再取粗隔过，如茶点吃。欲作膏子吃，乌梅用去

核，修事如上法，不焙。桂作小片为末，姜切片不焙，用水三碗煎至二碗，汤调服，暑热心烦，井水调服。叶龙图传，暑月可常合服之。

清韵汤

缩砂仁三两　石菖蒲一两　甘草半两

上为末，入盐点服。

怅　汤

怅子十个　干山药一两　甘草二两　盐四两，炒
白梅四两，槌碎去仁核

上先用怅子、山药、甘草、白梅一处研细，捏作饼子，焙干为末，入檀香半两尤佳。

桂花汤

黄桂花二斤，拣净去青柄，研细，以瓷器盛贮覆合，略蒸花　干姜一两　甘草一两，略炒

上末和匀，量入炒盐，盛贮莫令漏气，如常点服。

醍醐汤

神曲二两　盐十两，炒　官桂二两　甘草七两　乌梅八两，洗，拍碎　干姜二两，煨

上先将五味焙干为末，后入炒盐，和匀作一处，新瓷罐收。

洞庭汤

真橘皮_{四两，不去白，去蒂，擘作小钱大，冷水浸一宿，}晒干　生姜_{四两，净洗擦}

上将姜与橘皮同淹一宿，晒干，焙干，入甘草一两三钱，炙，黄好，白盐梅二十个，去核，以白面拍作片子，无油铫内煿干，入炒白盐一两半，同一处为末，沸汤点用。

木瓜汤

生姜_{四两，取汁}　木瓜_{十两}　白盐_{五两}　甘草_{五两}
紫苏_{十两}

上炒姜盐，拌和苏、瓜、甘草，三日取出，晒干为末，沸汤点服。手足酸服之妙。又一方，加缩砂、山药炒为末，消食化气壮脾。

韵梅汤

半黄梅_{百个，槌去仁}　青椒_{四两，拣净秤}　姜_{一斤，}去皮研　甘草_{四两，炙为末}　盐_{半斤}

上件安净钵内，一处拌匀，烈日晒半月，以色变稍紫为度，更约度稀稠得所为佳。须用晒半月日，安净瓶内点用。以上诸方，皆得之秘传，宜供汤药之用。

熟　水

稻叶、谷叶、楮叶、橘叶、樟叶皆可采，阴干，纸囊悬之，用时火炙使香，汤沃，幂其口良久。

前朝翰林院定熟水，以紫苏为上，沉香次之，麦门冬又次之。苏能下胸膈滞气，功效至大。炙苏须隔竹纸，不得翻，候香，以汤先泡一次，倾却，再泡用，大能分气，极佳。

晨朝补养药糜法

地黄粥

切地黄二合，候汤沸，与米同下鎗，先取酥二合，蜜一合，同炒令香熟，别贮之。候粥欲熟乃下，同煮取熟。

胡麻粥

乌油麻去皮蒸一炊，曝干，更炒令香熟。每用白粳米一升，胡麻半升，如常煮粥法为之，临熟加糖蜜任意，极香甘。胡麻多治之，临时取用。

乳 粥

牛羊乳皆可,先淅细粳米,令精细,控令极干,乃煎乳令沸,一依用水法,乃投米煮之,候熟即挹置碗中,每碗下真酥半两置粥上,令自熔如油,遍覆粥上,食时旋搅,美无比。

山芋粥 薯芋生于山者名山药,一名山芋。

山芋山生者佳,圃种者无味,取去皮,细石上磨如糊。每碗粥用山芋一合,以酥二合,蜜一合同炒令凝,以匙揉碎,粥欲熟投搅令匀,乃出。

栗 粥

小栗去壳,切如米粒,每粳米一升,栗肉二合同米煮,更无他法。

百合粥

生百合一升切,蜜一两,同水窨熟,投欲熟粥中,每碗用三合。

麋角粥

新麋角一具,寸截,流水内浸三日,刷腥秽,以河水入砂瓶或银瓶内,以桑叶塞瓶口,勿令漏气,炭火猛煮,时时看候,如汤耗,旋益热汤,一日许,其角烂似熟山芋,掐得酥软即止,未软更煮,慎勿漏气,漏气则难熟。取曝干为粉,其汁澄滤候清冷,以绵滤作胶片,碗盛风中吹干。麋角胶别入药,每粥一碗,入麋角粉五钱,盐一匙同搅,温服。

枸杞子粥

枸杞子生研,挼取汁,每一碗粥可用汁一盏,加少熟蜜同煮。

马眼粥

新黑豆一斗,净淘入大釜中,如常用水煮令熟,撇去汁,再入釜,以熟麻油浸之,豆上油深四指,蜜盖之,慢火煮,直候露出豆,即以匙拌转更煮,直令泣尽油即住。每粥一釜,可下熟豆三五碗,欲熟入,拌匀食之。

又法:

白米二升,别煮令熟。大颗黑豆一升,先以薄灰汁煮豆令熟。漉出豆,却以清水烧沸,依前入豆再煮,透出灰气,漉出,却以砂糖六两,用水两碗,化滤过,入盐二两,酱三两,只用水取酱汁,同煮熟。桃仁、杏仁皆可为粥,生去皮尖,略炒令香,细研,水绞取浓汁,随意入粥中煮,临时加酥蜜亦可。金罂术煎亦可作粥,一如用糖法。

　　诸山蔬可作粥者,皆只如菜粥法。《礼记·内则》言:"子事父母,妇事舅姑,进盥授巾之后,问所欲而敬进之,以饘酏[1]为先。"饘厚粥,酏薄粥也。故此编详述《怀山录》中,诸药糜法。陆放翁云:"平旦粥后就枕,粥在腹中,暖而宜睡,天下第一乐也。"

紫不讬法

　　新黑豆煮取浓汁,搜面作汤饼,极甘美,能去面毒,令不蒸热,服丹石人尤宜食此,杂莼菜为羹,妙。

　　沈存中云:"面治壅热,益气力,但不可多食,致令愤闷。料理有法,节而食之,馎饦、蒸饼及糕、索饼,起面等法。在《食经》中,此法用黑豆汁搜面,则无毒矣。"

造山药面法

　　取山药去皮薄切,日中曝干;柳箕中,挼为粉,下筛。如常面食之,加酥蜜,为淳面尤精。益气力,长肌肉,久服轻身,耳目聪明,不饥延年。

[1] 饘酏(zhān yí 毡夷):厚粥曰饘,薄粥曰酏。

造干地黄法

九月末掘取肥大者,去须熟蒸,微曝干。又蒸曝干,食之如蜜,可停。

芭蕉脯

蕉根有两种,一种粘者,为糯蕉,可食。取作手大片,灰汁煮令熟,去灰汁,又以清水煮,易水令灰味尽,取压干,乃以盐酱、芜荑、椒、干姜、熟油、胡椒等杂物研浥一两宿,出焙,略槌令软。食之全类肥肉之味。

牛蒡脯

十月以后取根洗干,去皮少煮,勿太烂。硬者即熟煮,并槌令软。下杂料物如芭蕉脯法,浥焙取干。

笋脯如牛蒡脯法。

莲房脯

取嫩莲房去蒂又去皮,入灰煮浥,一如芭蕉脯法。焙干,以石压令匾,作片收之。

薝蔔鲊

薝蔔花即栀子也,采嫩花酿作鲊,极香美。白乐天方斋刘禹锡馈以菊苗齑、芦菔鲊，换取乐天六班茶二囊，以自醒酒。

干蕨菜

采嫩蕨菜蒸熟，以干灰拌之，同曝极干，濯去灰，又曝干收之。临食，汤浸令软。味如合蕈。

石芥、荤菜

此二物极辛，为菹大佳。

苦益菜

苦益菜、青蘘、苦麻，皆可作羹。

苦麻即今俗谓之胡麻者，叶作羹，大甘滑_{其苗名}青蘘。

松蕊

去赤皮取嫩白者，蜜渍之，略烧令蜜熟，勿太熟，极香脆。

白芷

蜜渍、糟藏，皆可食。

防风芽

防风芽如胭脂色。天门冬芽如马椿，芹菜，莒芽，又有蘼芜，枸杞芽，菊芽，荇菜，水藻，牛膝芽，地黄嫩叶，皆如常菜治之。

东坡诗云："秋来霜露满东园，芦菔生儿芥有孙。我与何曾同一饱，不知何苦食鸡豚。"况药菜之佳乎。

水　苔

立春前采嫩者，淘泽令极净，其间多沙石蝶虫。取得压干，只入盐油完椒，切薤白同入瓶中酿为醋，醋浸食之，甚佳。又可油炒，加盐酱亦善。

瓜　齑

生甜瓜，拣取未熟者。每十斤，随瓣切开，去瓢不用，就百沸汤焯过，以盐五两匀擦翻转。豆豉末半升，酽醋升半，面酱斤半，马芹、川椒、干姜、陈皮、甘草、茴香各半两，芜荑二两，并为细末，同瓜一处拌匀，入瓷瓮内淹压，于冷处顿之，经半月后则熟，瓜色明透，绝类琥珀，味甚香美。

菜　齑

大菘菜，丛采，十字劈裂。莱菔，取紧小者，破作两畔，同向日中晒，去水脚。二件薄切作方片，如钱眼子大，入净罐中，以马芹、茴香、杂酒、醋、水等，令得所，调净盐浇之，随手举罐，撼触五七十次，密盖罐口，置灶上温处，仍日一次，如前法撼触，三日后可供。菜色青白间错，鲜洁可爱。

藕　齑

嫩藕梢随意切作方块，如骰子大，就蟹眼汤内快手焯上。取牵牛花揉汁，淹染片时，投冷熟水中涤过控干。以马芹、盐花泡汤，入少醋，加蜜作齑，澄冷浇供之。

豆　齑

先取湿沙纳瓷器中，以绿豆均撒其上，如种蕲法，深桶覆藏室中，勿令见风。日一次掬水洒透，俟其苗长可尺许摘取，蟹眼汤焯过，以料齑供之。赤豆亦可种，然不如绿豆之佳。

荠　羹

俗谓荠为东风菜，方言讹而为公爹菜，谓可以奉公爹也。

东坡《与徐十三书》云："今日食荠极美，天然之珍，虽不甘于五味，而有味外之美。其法，取荠一二升许，净择，入淘了米三合，冷水三升，生姜不去皮，槌两指大，同入釜中，浇生油一蚬壳，当于羹面上。不得触，触则生油气，不可食。不得入盐醋。君若知此味，则陆海八珍皆可厌也。天生此物，以为幽人山居之禄，辄以奉传，不可忽也。羹以物覆则易熟，而羹极烂乃佳也。"

《本草》："荠和肝气明目。"凡人夜则血归于肝，为宿血之脏。过三更不睡，则朝旦面色黄燥，意思荒浪，以血不得归故也。若肝气和则血脉流通，津液畅润。东坡尝有诗云："时绕麦田求野荠，强为僧舍煮山羹。"陆放翁亦有诗云："小着盐醯助滋味，微加姜桂助精神。风炉歙钵穷家活，妙诀何曾肯授人。"

笋　鳜

东坡《回钱穆父书》云："竹萌蒙佳贶，取笋簟菘心与鳜鱼相和，清水煮熟，用姜、芦菔自然汁，及酒三物等，入少盐，渐渐款洒之，过熟可食。不敢独味此，请依法，作与老嫂共之。"

老人有性喜茹素，不忍害物者，菽水之奉，在嘉蔬药菜，料理如法，殊益于人。杞、菊、芎、术等，苗嫩时采食之，或煮、或齑、或炒、或罨，悉用土苏，咸豉汁加盐，下饮甚良。蔓菁作齑最妙。不断五辛者，春秋嫩韭，四时采薤甚益。绿豆、紫苏、乌麻须宜贮，俱能下气。其余豉酱之徒，食所不可少，皆须贮蓄。肉食，心不害物，但以钱买，犹愈于杀。第一戒，慎勿杀，若肉须新鲜，似有气息，则不宜食。烂脏损气，切须慎之戒之。

种　　植

庭槛园林间，种植可爱玩之物，如世间花果，人家自有，此不悉载。今抄东坡一书，诚斋一诗于后。

东坡《与程全父书》

白鹤峰新居成，从天伻求数色果木。太大则难活；小则老人不能待，当酌中者。又须土砧稍大，不伤根者。柑、橘、柚、荔枝、杨梅、枇杷、含笑、松、柏、栀子。

漫写此数品，不必皆有，仍告书记其东西。

诚斋《三三径》诗东园新开九径。江梅、海棠、桃、李、橘、杏、红梅、碧桃、芙蓉，九种花木，各植一径，命曰"三三径"。其诗云："三径初开是蒋卿，再开三径是渊明。诚斋奄有三三径，一径花开一径行。"

欧阳公《示谢道人种花》诗云："浅深红白宜相间，先后仍须次第栽。我欲四时携酒去，莫教一日不花开。"

西园胡大庄一喜种花卉，以窥造化生育之妙，喜饮醇酎，以寓经论燮理之方。

芸　香

古人藏书谓之芸香是也，采置书帙中即去蠹，置席下去蚤虱。栽园庭间，香闻数十步，极可爱。叶类豌豆，作小丛生，秋间叶上微白如粉，江南人谓之七里香，江南极多。大率香草，多只是花过则已，纵有叶香者，须采掇嗅之方香。此草远在数十步外，此间已香，自春至秋不歇，绝可玩也。

茅　香

闲地种之，可洗手，终日香。一年数次，刘闲屋中，时时烧少许，亦佳。《本草》云："苗叶可煮作浴汤，令人身香，同藁本尤佳，仍入印香中，合香附子用。"

枸　杞

拣好地，熟厮加粪讫，然后逐畦长开垄，深七八寸，令宽，乃取枸杞连茎，锉长四寸许，以草为索，慢束如羹碗大，于垄中立种之。每束相去一尺，下束讫，别调烂牛粪，稀如面糊，灌束子上，令满，减则更灌，然后以肥土壅之，满讫。土上更加熟牛粪，然后灌水。不久即生花，如剪韭法，从一头起首割之，得半亩。料理如法，可供数人。其割时与地面平，高留则无叶，深剪则伤根。割仍避热及雨中，但早朝为佳。

又法，但作束子，掘坑方一尺，深于束子三寸，即下束子讫，着好粪满坑填之，以水沃粪下，即更着粪填，以不减为度，令粪盖束子一二寸即得。生后极肥嫩，数数锄壅，每月一加粪，尤佳。

又法，但畦中种子如种菜法，土粪下水。当年疏瘦，二年以后悉肥。勿令长苗，即不堪食。如食不尽，即煎作干菜，以备冬中。常使如此，从春及秋，其苗不绝。取甘州者为真，叶厚大者是有刺，叶小者是白棘，不堪服食。

又法，枸杞子于水盆内，挼令散讫，曝干。厮地作畦，畦中去却五六寸土，勿作垄，缚草瓢作稕，似臂长短，即以泥涂稕，令遍，以安垄中，即以子布泥上一面，令稀稠得所，乃以细土盖之令遍，又以烂牛粪盖上令遍，又布土一重，令与畦平。待苗出，时时浇灌，及堪采，即如剪韭法，更不要煮炼。每种用二月初一，每年但五度剪,不可过也。凡枸杞生西河郡谷中,及甘州者,其味过于葡萄。今兰州西去鄣城,灵州,九原并大,根茎尤大。

甘 菊

移根最佳,若少时折取苗,乘雨湿种,便活。一年之后,落遍地,长服却老。冬中收子,剪如韭法。

陆龟蒙《杞菊赋》云:"惟杞与菊,偕寒互绿。或颖或苕,烟披雨沐。我衣败绨,我饭脱粟。羞惭齿牙,苟且粱肉。蔓延骈罗,其生实多。尔杞未棘,尔菊未莎。其如予何,其如予何。"东坡云:"天随生自言常食杞菊,及夏五月,枝叶老硬,气味苦涩,犹食不已。余守胶西,与通守刘君循古城废圃,求杞菊食之,扪腹而笑,作后《杞菊赋》云:'人生一世,如屈伸肘。何者为贫,何者为富,何者为美,何者为陋?或糠核而瓠肥,或粱肉而黑瘦。何候方丈,庚郎三韭。较丰约于梦寐,卒同归于一朽。吾方以杞为粱,以菊为糗。春食苗,夏食叶,秋食花实,而冬食根,尚庶几乎河西南阳之寿。'"张南轩赋云:"张子为江陵之数月,时方仲春,草木敷荣,经行郡圃,意有所欣,爰命采掇,付之庖人。汲清泉以细烹,屏五味而不亲,甘脆可口,蔚其芬馨。尽日为之加饭,而他物不足以前陈。"又云:"天壤之间，孰为正味？厚或腊毒，淡乃其至。猩唇豹胎，徒取诡异；山鲜海错，纷纠莫计。苟滋味之或偏，在脏腑而成赘。惟杞与菊，微劲不苦，滑甘靡滞。非若他蔬，善呕走水。既瞭目而安神，复沃烦则涤秽。骄南阳于西河，又颓龄之可制。随寓必有，约居足恃。雪消壤肥，其茸葳蕤。与子婆娑，薄言掇之。古铫瓦盆，啜汁咀菹。高论唐虞，咏歌《书》《诗》。嗟呼！微斯物，孰同先生之归。于是相属而歌，殆日晏以忘饥。"

地　黄

十二月耕地，至正月可止，三四遍细爬讫。然后作沟，沟阔一尺，两沟作一畦。畦阔四尺，其畦微高而平，硬甚不受雨水。苗未生，间得水即烂，畦中又拨作沟，沟深三寸，取地黄切长二寸，种于沟内讫，即以熟土盖之，其土厚三寸以上。每种一亩，用根五十斤，盖土讫，即取经冬烂草覆之。候芽稍出，以火烧其草，令烧去其苗。再生叶肥茂，根益壮。自春至秋，凡五六耘，不得锄。八月堪采根，至冬尤佳。若不采，其根太盛，春二月当宜出之。若秋采讫，至春不复更种，其生者，犹得三四年。但采讫，比之明年耨耘而已，参验古法，此为最良。按《本草》，二月、八月采，殊未穷物性也；八月残叶犹在，叶中精气未尽归根。二月新苗已生，根中精气已滋，不如冬月采殊妙。又与蒸暴相宜，古人云："二月、八月非为种者，将为野生，当须见苗矣。"欲食叶，但露散后摘取傍叶，勿损中心正叶，甚益人，胜诸药。东坡诗云："地黄饲老马，可使光鉴人。吾闻乐天语，喻马施之身。"白乐天《采地黄》诗：'凌晨荷插去，薄暮不盈筐。携来朱家门，卖与白面郎，与君唉肥马，可使照地光。愿易马残粟，救此苦饥肠。'我衰正伏枥，垂耳气不振。移栽附沃壤《本草》：古称地黄宜黄土。今不然，大宜肥壤虚地则根大而多汁。蕃茂争新春。沉水得秭根言以水沉而试之也。《日华子》云：'浮者名天黄；半浮半沉者，名人黄；沉者名地黄。其沉者佳也。'重汤养陈薪于鼎釜水中，更以器盛水而煮，谓之重汤。投以东阿清，阿胶出东阿，其用皮有老少，则胶有清浊。和以北海醇。崖蜜助甘冷，山姜发芳辛山姜，术名，古方用术。融为寒食饧寒食日，研杏仁为酪，以煮麦粥，以饧沃之。咽作瑞露珍。丹田自宿火，渴肺还生津，愿饷内热子，一洗胸中尘。"

五　加

取根，深掘肥地二尺，埋一根，令没旧痕，甚易活。苗生，从一头剪取，每剪讫，锄土壅之。

五加，盖天有五车之星精也。金应五行，人应五德，位应五方，物应五车。青精入茎，有东方之液。白气入节，有西方之津。赤气入华，有南方之光。玄精入根，有北方之粕。黄烟入皮，有戊己之灵。五神镇主，相转育成，用之者真仙，服之者返婴。久服轻身耐老，明目下气，补中益精，坚筋骨，强志意。五叶者良，叶可作蔬菜食。五月、七月采茎，十月采根阴干。张子声、杨建始、王叔才、于世彦皆服此酒得寿三百年，有子二十人。世世有得服五加酒散，而获延年者，不可胜计。或只为散以代汤茶而饵之，验亦然也。

青　襄 胡麻苗也

取八稜者，畦中如菜法种之，生苗为菜食。秋间依此法种之，甚滑美。

百　合

上好肥地，加粪熟锄讫。春中取根，大劈取瓣，于畦中如种蒜法，五寸一瓣种之。直作行，又加粪灌水，苗出即锄四边，令绝无草。春后看稀稠得所处，更别移亦得。畦中干即灌水。三年后，其大如拳，然后取食之。又取子种亦得，或一年以后，二年以来始生，甚迟，不如种瓣。

黄　精

择取叶参差者是真,取根擘破稀种,一年以后极稠。种无时,其苗香美可食。

首　蓿

择肥地厮令熟,作垄种之,极益人。还须从一头剪,每剪加粪锄土拥之。

合　欢萱草也

移根畦中稀种,一年自稠。春剪苗,食如枸杞。秋夏不堪食。

牛　蒡

取子畦中种,种时乘雨即生。若有水不候雨也。地须加粪,灼然后肥。旱则沃水,剪如上法。菜中之尤益者,但多种,食苗及根茎,益于人。

莲　子

八九月取坚黑子,瓦上磨尖头,直令皮薄,取墡土作熟泥,封如三指大长,使带头兼重,令磨须尖泥。欲种时,掷至池中,重头向下,自能周正,薄皮上易生,数日即出。不磨者率不可生。

藕

春初掘取藕三节，无损处，种入深泥，令到硬土。谷雨前种，当年有花。

藕可作粉，其法：取粗藕不限多少，净洗截断，浸三宿，数换水，看灼然洁净，然后漉出，碓中碎捣，以新布绞取汁，重捣取汁尽为度，又以密布滤去粗恶物，澄去清水，如稠难澄，以水搅之，然后澄，看水清即泻去，一如造米粉法。

鸡 头

鸡头粉，取新熟者去皮，熟捣实如上法。

菱角粉，去皮，如上法。

姜粉，以生姜烂研，捩汁，如上法，以和羹。

葛粉，去皮如上法，开胃止烦热。

茯苓粉，锉如弹子，以水浸，去赤汁如上法。

松柏粉，春采嫩叶如上法。须垂露采为之。经宿则无粉如嫩草，郁郁可爱。

脱 果

木生之果，八月间以牛羊滓和土，包其鹤膝处_被_{端干相楼黄纹处}如大杯，以纸裹囊覆之，麻绕令密致。重则以杖柱之，任其发花结实。明年夏秋间，试发一包视之，其根生则断其本，埋土中，其花实皆晏然不动，一如巨木所结。予在萧山县见山寺中橘木，止高一二尺，实如拳大，盖用此术也，大木亦可为之，尝见人家有老林檎，木根已蠹朽，圃人乃去木本二三尺许，如上法，以土包之，一年后土中生根，乃截去近根处三尺许，包入地后，遂为完木。

凡种果木，须望前种，实多；望后种，实少。

百　部

山地种之，如百合法。多种为佳，取根挼汁濯衣，令不生虱，仍洁白如用皂角也。

上自杞菊以次，为粥、为蔬、为脯、为粉，须自种植充饶足用。百部之种，亦可为浣濯之供。

菖蒲石

怪石奇峰，以沙石器种之。旦暮易水则茂，水浊及有泥滓则萎。一寸九节者，服之可以乌髭，轻身延年。夜檠灯间置一两盆，可以收烟，不熏人眼。东坡诗云："碧玉碗盛红玛瑙，青盆水养石菖蒲。"曾茶山诗云："窗明几净室空虚，尽道幽人一事无。莫道幽人无一事，汲泉承露养菖蒲。"文石清漪，斯几案间良玩也。

相　鹤

相鹤不必如《鹤经》所说，但取其标格立瘦，唳声清彻者为胜。凡老鹤所生，则气韵清古，三年顶赤则能唳。细论其法：颈欲细而长，身欲人立而不横，足欲瘦而节欲高。颈肥则类雁，身横则类鹜，胫粗韵俗则类鹳，声浊体肥则类鹅，皆下材也。为虽食鱼稻甚多，老则食谷渐少，甚老则不食。惟华亭县鹤窠村所出者为得地。他处虽时有，皆凡格也。养处须有广水茂木，风月清旷之地。尝食生物则格韵高野，畜之笼樊，饲以熟食，则多肥浊，而精彩羽毛，日渐摧藏，类乎鸡矣。

养　龟

龟者寿物，养庭槛中，可以爱玩，愈于观他物。尤宜畜山龟，《尔雅》谓之摄龟者，腹下壳能开合，此龟啖蛇，蛇甚畏之，庭槛中养此龟，则蛇不复至。以至园圃中多畜之，大能辟蛇。兼此龟不赖水，陆地蓄之不失其性。予在随州时，寓法云寺之后，有竹园，常苦多蛇，寺僧乃蓄龟于园中，自尔不复有蛇。相鹤、养龟二事皆《怀山录》所述。

收　画

子弟遇好图画，极宜收拾。在前士大夫家，有耕莘筑岩,钓渭浴沂,荀陈德星,李郭仙舟,蜀先主访草庐,王羲之会兰亭,陶渊明归去来,韩昌黎盘谷序,晋庐山十八贤,唐瀛洲十八学士,香山九老,洛阳耆英。古今事实皆绘为图,可以供老人闲玩,共宾友高谈。人物、山水、花木、翎毛,各有评品吟咏,亦以广后生见闻。梅兰竹石,尤为雅致。瑶池寿乡图庆寿,近年有《寿域图》,备列历代圣贤神仙耆寿者,丹青妆点,尤为奇玩。

王维字摩诘,九岁知属辞,擢进士,工草隶,善画。名盛于开元天宝间,宁薛诸王,待若师友,画思入神,至山平水远,云势石色,绘工以为天机所到。别墅在辋川,地奇胜,与裴迪游其中,赋诗相酬为乐。东坡云:"味摩诘之诗,诗中有画;观摩诘之画,画中有诗。"秦太虚云:"余为汝南,得疾卧直舍,高仲符携《辋川图》示余曰:'阅此可以疗疾。'余本江海人,得图喜甚,即使二儿从旁引之,阅于枕上,恍然若与摩诘入辋川,度华子冈,经孟城坳,憩辋口庄,泊文杏馆,上斤竹岭,并木兰柴,绝茱萸沜,蹑槐陌,窥尘柴,返于南北垞,航欹湖,戏柳浪,濯奕家濑,酌金屑泉。过白石滩,停竹里馆,转辛夷坞,抵漆园。幅巾杖屦,棋奕茗饮,或赋诗自娱,忘其身之匏系于汝南也,数日疾良愈。"

龙眠居士李公麟，字伯时，能行草书，善画，尤工人物，人以比顾陆顾恺之、陆知微。晚年致仕归老，肆意于泉石间，作《龙眠山庄图》，为世所宝。韩子苍题《太乙真人莲叶图》云："太乙真人莲叶舟，脱巾露发寒飕飕。轻风为帆浪为楫，卧看玉宇浮中流。中流荡漾翠绡舞，稳如龙骧万斛举。不是峰头十丈花，世间那得叶如许。龙眠画手老入神，尺素幻出真天人。恍然坐我水仙府，苍烟万顷波粼粼。玉堂学士今刘向，禁直苕菱九天上。不须对此融心神，会植青藜夜相访。"观画之趣，二事可参。

置　琴

朱文公《琴赞》云："养君中和之正性，禁尔忿欲之邪心，乾坤无言物有则，我欲与子钩其深。"欧阳公云："予尝有幽忧之疾，退而间居，不能治也。既而学琴于友人孙道滋，受宫声数引，久而乐之，不知疾之在其体也。"夫疾生乎忧者也。药之毒者，能攻其疾之聚，而不若声之至者，能和其心之所不平，心而平，不和者和，则疾之忘也，宜哉。奉亲者能琴，时为亲庭鼓一、二操，亦足以娱悦其意，和平其心。

《琴师六言》云："擘、托、抹、挑、打、摘，先、后、轻、重、疾、徐，最是一般妙处，更要其人读书。"斯亦子弟藏修息游之一益云。

延方士

湖州东林沈东老，能酿十八仙白酒，一日有客自号回道人，长揖于门曰："知公白酒新熟，远来相访，愿求一醉。"公见其风骨秀伟，跫然起迎，徐观其碧眼有光，与之语，其声清圆。于古今治乱，老、庄、浮图氏之理，无所不通，知其非尘埃中人也。因出酒器十数于席间，曰："闻道人善饮，欲以鼎先为寿，如何？"公曰："饮器中，钟鼎为大，屈卮螺杯次之，梨花、蕉叶最小，请戒侍人次第速斟，当为公自小至大以饮之。"笑曰："有如顾恺之食蔗，渐入佳境也。"又约周而复始，常易器满斟于前，笑曰："所谓'杯中酒不空'也。"回公兴至即举杯。常命东老鼓琴，回浩歌以和之。又尝围棋以相娱，止奕数子，辄拂去，笑曰："只恐棋终烂斧柯。"回公自日中至暮，已饮数斗，无酒色。东老欲有所叩，回公曰："闻公自能黄白之术，未尝妄用，且笃于孝义，又多阴功，此余每日所以来寻访，而将以发之也。"东老因叩长生轻举之术。回公曰："四大假合之身，未可离形而顿去。"东老摄衣起谢："有以喻之。"回公曰："此古今所谓第一，最上极则处也。"饮将达旦，瓮中所酿，止留糟粕而无余沥。回公曰："久不游浙中，今日为公而来，当留诗以赠，然吾不学世人用笔书。"乃就擘席上榴皮，画字题于庵壁，其色微黄而渐加黑。其诗云："西邻已富忧不足，东老虽贫乐有余。白酒酿来缘好客，黄金散尽为收书。"已而告别，东老启关送之，天渐明矣，握手并行，至舍西石桥，回公先度，乘风而去，莫知所适。

延名衲

成都一僧诵《法华经》，甚专，虽经兵乱，卒不能害。忽一山仆至云："先生请师诵经。"引行过溪岭数重，烟岚中一山居，仆曰："先生老病起晚，请诵《至宝塔品》。"见报，欲一听之，至此果出。野服杖藜，两耳垂肩，焚香听经罢，入不复出。以藤盘竹箸，秫饭一盂，杞菊数瓯，无盐酪，美若甘露，得衬钱一环。仆送出路口，问曰："先生何姓？"曰："姓孙。"问："何名？"仆于僧掌中书"思邈"二字，僧大骇，仆遽失之。三日山中寻求，竟迷旧路。归视衬资，乃金钱一百文也。由兹一饭，身轻无疾。天僖中，僧一百五十岁矣，后隐不见。

款延方士谈真诰，时约名缁听梵书，二士共谈，必说妙法，真有所遇，岂不乐哉。

肃　客

朱文公晚年野服见客,榜客位云:"荥阳吕公尝言:'京洛致仕官与人相接,皆以闲居野服为礼,而叹外郡或不能然,其指深矣。某叨恩致事,前此蒙宾客下访,初亦未敢援此,遽以老人野逸自居。近缘久病,艰于动作,遂以野服从事,上衣下裳,大带方履,比之凉衫,自不为简,所便者束带足以为礼,解带足以燕居,且使穷乡下邑,复见京都旧俗之美,亦补助风教之一端也。'又云:'衰病之余,不堪拜跪。亲旧相访,亦望察此。非应受者,并告权免。庶几还答,不至阙礼。'"

罗鹤林云:"余尝于赵季仁处见其服,上衣下裳。衣用黄、白、青皆可,直领两带结之,缘以皂如道服,长与膝齐,裳必用黄,中及两旁皆四幅不相属。头带皆用一色,取黄裳之义也。别以白绢为大带,两旁以青或皂缘之,见侪辈则系带,见卑者则否,谓之野服,又谓之便服。"

记　事

周益公云:"苏子容闻人引故事,必令人检出处。司马温公闻新事,即便抄录,且记所言之人。故当时谚曰：'古事莫语子容，今事勿告君实。'"

司马公对宾客，无问贤愚长幼，悉以疑事问之。有草簿数枚，常致座间，苟有可取，随手抄录，或对客即书，率以为常。其书字皆真谨。刘元城见时，已有三十余册。

曾祖南谷文靖公，叔祖朴庵提刊，皆有日记。朴庵所记，名《长生历》，有序云："司马温公日记，凡十年作一秩，一日之事，无论善恶必载焉。限以十年，所以推一期进德与否也。夫子三十而立，自是十年则有加于前矣。至从心之时，盖涉历四十年。圣人所以密推熟察，以自验其道艺所造，功力所成者至矣。夫甲乙周而时已久矣，时愈久而行愈进，此圣人之所以为圣人也。"温公之秩，岂其原亦出于此欤《长生历》亦十年为一秩。

二老相访

周益公以宰相退休，杨诚斋以秘书监退休，为庐陵二大老。益公尝访诚斋于南溪之上，留诗云："杨监全胜贺监家，赐湖岂比赐书华。回环自辟三三径，顷刻能开七七花。门外有田供伏腊，望中无处不烟霞。却惭下客非摩诘，无画无诗只谩夸。"诚斋和云："相国来临处士家，山间草木也光华。高轩行李能过李,小队寻花到浣花。留赠新诗光夺月,端令老子气成霞。未论藏去传贻厥,拈向田夫野老夸。"好事者绘以为图,诚斋题云:"平叔曾过魏秀才,何如老子致元台。苍松白石青苔径,也不传呼宰相来。"用魏野诗翻案也,诚斋家嗣东山先生伯子以集英殿修撰致仕家居,年八十,云巢曾无疑,益公门人也,年尤高,尝携茶袖诗访伯子,其诗云:"褰衣不待履霜回,到得如今亦乐哉。泓颖有时供戏剧,轩裳无用在尘埃。眉头犹自怀千恨,兴到何如酒一杯。知道华山方睡觉,打门聊伴茗奴来。"伯子和云:"雪舟不肯半涂回,直到荒林意盛哉。篱菊苞时披宿雾,木犀香里绝纤埃。锦心绣口垂金薤,月露天浆贮玉杯。八十仙翁能许健,片云得得出巢来。"其风味庶几可亚前二老云。

二老相访,倡妍酬丽,四诗可观。放翁诗云:"老人无一事,有兴即吟诗。"唱者和者,皆须兴到也。

储 书

邵康节诗云:"花木四时分景致,经书万卷号生涯。有人若问闲居处,道德坊中第一家。"欧阳文忠公《六一堂记》云:"琴一张,棋一局,酒一壶,藏书一万卷,集录金石遗文一千卷,以吾一翁老于此五者之间，是为六一。"陆放翁《书巢记》云："陆子既老且病，犹不置读书，名其室曰：'书巢。'吾室之内，或栖于椟，或陈于前，或枕藉于床，俯仰四顾，无非书者。吾饮食起居，未尝不与书俱。间有意欲起，而乱书围之至不得行，辄自笑曰：'此非吾所谓巢者耶。'"二公盖储书以自侙其老者也。丁度之祖颛，尽其家资以置书，至八千卷，且曰："吾聚书多矣，必有如学者为吾子孙。"度力学有守，登服勤嗣学科，仕至参政。曾子固平生嗜书，家藏至六万余卷，手自雠对，白首不倦，此储书以遗其子孙者也。《孟子》有贤父兄之言，惟以书教子弟者而后为贤。晋人有佳子弟之目，惟从父兄之教而知书者，而后为佳。

唐杜荀鹤诗云："欺春只爱和醅酒，讳老犹看夹注书。"放翁诗云："灯前目力依然在，且尽山房万卷书。"

欧公诗云："至哉天下乐，终日在书案。"家仲本云："至乐莫如读书，至要莫如教子。"又云："人家教子弟如养芝兰然，既积学以培植之，又须积德以浇灌之。"

子弟储书，正以备侍旁检阅。陈后山左右图书，日以讨论为务，其志专欲以文章名后世。夜与诸生会宿，忽思一事，必明烛翻阅，得之乃已。或以为可待旦者,后山曰:"不然,人情乐因循,一放过则不复省矣。"故其学甚博而精,尤好经术,非如唐之诸子,作诗之外,他无所知。魏衍昌世亦彭城人,从后山学,年五十余,见异书犹手自抄写,藏书数千卷云。

《寿亲养老新书》卷之三

卷之四

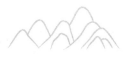

敬直老人邹铉　编次
玉窗黄应紫　　点校

《颜氏家训》曰：夫所以读书学问，本欲开心明目利于行耳。未知养亲者，欲其观古人之先意承颜，怡声下气，不惮劬劳，以致甘腝惕然惭惧，起而行之也。《经》《史》《传》记述孝子顺孙，嘉言懿行，联篇累牍。不胜其纪，今略举数十条，以激发夫人孝爱之心，必有目之，心之，而兴起者。

文公《家礼》曰：凡子事父母，妇事舅姑，天欲明，咸起盥漱，栉总具冠带，昧爽。适父母舅姑之所省问。父母舅姑起。子供汤药，妇具晨羞。供具毕，乃退，各从其事。

按《内则》曰：子事父母，妇事舅姑。鸡初鸣，适父母舅姑之所。及所，下气怡声，问衣寒燠，疾痛苛痒，而敬抑搔之。怡，悦也；疴，疮也；抑，按也；搔，摩也。温公曰：丈夫唱喏，妇人道万福，问侍者：夜来安否何如？侍者曰安，乃退。其或不安节，则侍者以告。此即《礼》之晨省也。出入则或先或后而敬扶持之，先后随时便也。进盥，少者奉槃，长者奉水，请沃盥，盥卒授巾槃承盥水者，巾以拭手。问所欲而敬进之所欲，如下文饘酏之类。

柔色以温之温，籍也。承尊者必和颜色也，馈酏粥也，稠者为馈，稀者为酏，酒醴厚者为酒，薄者为醴，苷羹鱼肉为羹，苷之以菜，菽、麦、蕡、稻、黍、秔菽，大豆也。蕡，麻也。稻、黍、粱、秔，皆米也，惟所欲随所爱。枣栗饴蜜以甘之饴，饧也。四者味皆甘；堇荁枌榆免薨滫瀡以滑之堇与荁相类；枌与榆相类。四物，新者曰免；干者曰薨。滫、溲也；瀡、滑也。数者性皆滑；脂膏以膏之脂膏亦类也，角者曰脂，无角曰膏，二者皆肥而泽。父母舅姑必尝之而后退。尊长举箸，子妇乃各退就食。温公曰：药物乃关身之切务。人子当亲自检数，调煮供进。不可但委婢仆，脱若有误，即其祸不测。晨羞，俗谓点心。《易》曰：在中馈。《诗》曰：惟酒食是议。凡烹调饮膳，妇人之职也。近年妇女骄倨，皆不肯入疱厨。今纵不亲执刀匕，亦当检校监视，务令精洁。刘氏曰：问其意之所欲食者，则敬顺其心以进之，和柔其色以温之，芬芳其意以奉之，庶其亲喜而不厌也。孝子之事其亲，必养其志，常使欢欣，乐其子之能养。

《曲礼》曰："凡为人子之礼，冬温而夏清，昏定而晨省。"定，安其床衽也。省，问其安否如何。温公曰：父母舅姑将寝，则安置而退。丈夫唱喏，妇人道安置。此即《礼》之昏定也。

老莱子少以孝行养亲。年七十，父母俱存。着五色斑斓之衣，为婴儿戏于亲侧。言不称老，为亲取食，上堂足跌而偃，因卧地为婴儿啼，或弄雏于亲侧，欲亲之喜。身老寿而双亲俱庆，亘古今鲜俪者也。

东汉黄香，事父竭力致养，暑则扇床枕，寒则以身温席。晋王延，事亲色养，夏则扇枕席，冬则以身温被，隆冬盛寒，体常无全衣，而亲极滋味。二人孝行甚相类也。

陈太邱诣荀朗陵，贫俭无仆役，乃使元方将车，季方持杖从后，长文尚少，载着车中。既至，荀使叔慈应门，慈明行酒，余六龙下食。文若亦小，坐着膝前。于时奏《真人东行》，两家父子会聚之乐，至矣哉！陈实，字仲弓，为太邱长。荀淑举方正，补朗陵侯相。纪，字元方，实长子，至德绝俗，与实高名并著，而弟谌又配之。每宰府辟召，羔雁成群，世号三君。谌，字季方。淑有八子，俭、绲、靖、焘、汪、爽、肃、敷，居西豪里。县令曰："高阳氏有才子八人。"署其里为高阳里。时人号曰："八龙"。于时德星聚，太史奏："五百里贤人聚。"

朱文公《聚星亭画屏赞》云：猗欤陈子，神岳钟英。文渊懿范，道广心平。愿言怀人，曰我同志。故朗陵君，荀季和氏。连峰对起，丽泽潜滋。爱而不见，有黭其思。簿言造之，顾无仆役。独呼二儿，驾予以出。青乌黄犊，布帏柴车。策纪前卫，杖谌后趋。所造伊何？高阳之里。维时荀君，闻至而喜。顾谓汝靖，往应于门。七龙矫矫，布席开尊。靖肃而前，翁拜其辱。何误斯晨，得见清穆。命爽行觞，旅馈次陈。献酬交错，礼度情亲。载笑载言，罔非德义。益迈乃猷，以辅斯世。髧髦两稚，亦置膝前。源深本固，莫出匪贤。崇台回极，于以占天。犹曰兹野，德星萃焉。高山景行，好德所同。课忠责孝，独概余衷。

有客诣陈太邱，谈锋甚敏。太邱乃令元方、季方炊饭。太邱问炊何迟留，元方长跪，曰："君与客语，乃具窃听。炊忘着箄，今皆成糜。"太邱曰："尔颇有所识否？"二子长跪，俱说，言无遗失。太邱曰："如此俱成糜自可，何必饭邪！"

王长豫为人谨顺，事亲尽色养之孝。丞相见长豫辄喜，敬豫辄嗔。长豫与丞相语，常以谨密为端，观其亲之喜温，则其子之为人可知矣。悦，字长豫，导长子。恬，字敬豫，导次子。丞相，导也。

王羲之牵诸子，抱弱孙。一味之甘，割而分之，以娱目前。羲之生七子，羲之又有之。长，凝之，字子直。第二子徽之，字子猷。最幼子献之，字子敬。孙祯之，徽之之子。

后周李迁哲除真州刺史，其本州也。男女六十九人。缘汉十余里，第宅相次。姬媵之有子者，分处其中。迁哲鸣笳导从，往来其间，纵酒欢宴。子孙参见，或忘其年名，披薄以审之。汉陆贾五男，常乘安车驷马，从歌鼓瑟，侍者十人，约其子曰："过汝，汝给人马酒食。"其往来击鲜之乐，未得如迁哲之子孙众多。唐郭子仪诸孙数十人，每群孙问安，不尽辨，颔之而已。此亦可以为盛也。子仪中书令，二十四考，寿八十五。

　　唐河东节度使柳公绰，在公卿间最名有家法。中门东有小斋，自非朝谒之日，每平旦辄出至小斋。诸子仲郢皆束带晨省于中门之北。公绰决私事，接宾客，与公权及群从弟再会食。自旦至暮，不离小斋。烛至，则命一人子弟，执经史躬读一过讫，乃讲议居官治家之法，或论文，或听琴，至人定钟，然后归寝，诸子复昏定于中门之北。凡二十余年，未尝一日变易。公绰、公权、公谅兄弟三人。公器，公度其从兄弟也。公绰一子四孙：子仲郢，孙璞、珪、璧、玭。公权，字诚悬。子仲宪，孙玭，字直清。公绰子仲郢，事公权如事公绰，见公权未尝不束带。为京兆尹，出遇公权于通衢，必下马端笏立候，公权过，乃上马。公权莫归，必束带迎候于马首。公权屡以为言，仲郢终不以官达有小改。公绰妻韩氏，相国休之曾孙，家法严肃俭约，为缙绅家楷范，常命粉苦参、黄连、熊胆和为丸赐诸子。每永夜习学，含之以资勤苦。仲郢以礼律身，居家无事，常端坐拱手；出内斋亦肃容束带；三为大镇，厩无良马，衣不薰香；公退必读书，手不释卷，事事皆可法也。

柳玭曰："崔山南昆弟子孙之盛，乡族罕比。"山南曾祖王母长孙夫人年高无齿，祖母唐夫人，事姑孝，每旦栉縰笄拜于阶下，即升堂乳其姑。长孙夫人不粒食数年而康宁。一日疾病，长幼咸萃。宣言无以报新妇，有子有孙皆得如新妇孝敬，则崔之门安得不昌乎！ 崔山南昆弟，唐世系传陵。第二房崔颋，八子。世比荀氏八龙。琯，字从律，为山南西道节度。

张苍，口中无齿，饮乳寿百余岁。秽城有人年一百四十岁，不复能食谷，饮曾孙妇乳。见《南史·梁须萧印传》。

东汉姜诗，事母至孝，妻奉顺龙笃。母好饮江水，水去舍六七里，妻常沂流而汲。姑嗜鱼脍，又不能独食。夫妇常力作供鲙，呼邻母共之。舍侧忽有涌泉，味如江水，每旦辄出双鲤鱼，常以供二母之膳。子妇同心竭力，以致其养，不易得也。

节孝徐先生，事母谨严。非有大故，未常去其侧。日具太夫人所嗜，或不获，即奔走阛市，若有所亡。人或慕其纯孝，损直以售之。亲戚故人或致甘毳，诚不至，礼不恭，弗受也。所奉馔皆手自调味，太夫人饮食时，先生率家人在左右为儿嬉，或讴歌以悦之。故太夫人虽在穷巷，而奉养与富贵家等，无须臾不快也。先生名积，字仲车。自儿童不为嬉戏，募言笑，庄毅如成人。事母太夫人笃孝，朝夕冠带问起居。一日幞头晨省，外氏诸妇大笑之。翌日复如是，笑不已。被笑旬日弥恪。自是至老不废。《童蒙训》云："先生因具公裳见贵官，忽自思云：'见贵官尚必用公裳，岂有朝夕见母而不具公裳者乎。'遂晨夕具公裳，揖其母。"先生应举，贡礼部，不忍一日去其亲，遂徒步载母，西入京师。中进士第，同榜第一人许安世，率同年数十人拜太夫人于堂上，仍以百千为太夫人寿，数往返，先生终拒之。先生年过壮未娶，或勉之，答曰："娶非其人，必为母病。予非敢忘嗣，固有待也。"初从安定胡先生学，潜心力行，不复仕进。其学以至诚为本。积思《六经》，而喜为文词。老而不衰。政和六年，谥节孝处士。

任元受事母尽孝。母老多疾病，未尝离左右。元受自言：老母有疾，其得疾之由，或以饮食，或以燥湿，或以语话稍多，或以忧喜稍过，尽言皆朝暮候之，无毫发不尽。五脏六腑中事，皆洞见曲折，不待切脉而后知。故用药必效，虽名医不逮也。张魏公作都督，欲辟之入幕。元受力辞曰："尽言方养亲，使得一神丹可以长年，必持以遗母，不以献公也。况能舍母而与公军事邪！"魏公太息而许之。程明道先生曰："事亲者，不可以不知医。"

陆放翁曰：先公守南都时，有直秘阁张山者，开封人，判留司御史台事，年八十余矣，视听步履饮食悉如少壮，或问何术至此？曰：吾无他术，但顷尝遇异人授一药，服之数十年未尝一日辍耳。其法：用香附子、姜黄、甘草三物，同末之，沸汤点。晨起空心服三四钱，名降气汤。以为人所以多疾病者，多由气不降，故下虚而上实。此药能导之使归下耳。乡人有效之者，或返致虚弱。盖香附子、姜黄泻气太甚然而。不知山何以独能取效如此。意其别有它术，特讬此药以罔人。及渡江，见一武官王升者，亦七十余矣，康强无病。问何所服药？则与山正同。而后知人之于药，各有所宜，不可强也。

祖光禄少孤贫，性至孝。常自为母炊爨作食。王平北闻其佳名，以两婢饷之。因取为中郎。祖讷，字士言，能清言。温峤荐为光禄大夫。王又字叔元，为北平将军。

吴隐之，事母孝谨。与太常韩康伯邻居。康伯母，贤明妇人也。谓康伯曰：汝若居铨衡，当举如此辈人。及康伯为吏部，隐之遂阶清级，古人以孝行取人。贤明之妇亦知此义。

吕侍讲希哲言：孝子事亲须事事躬亲，不可委之使令也。尝说:《谷梁》言天子亲耕,以供粢盛;王后亲蚕,以供祭服。国非无良农工女也,以为人之所尽事其祖祢,不若以己所自亲者也。此说最尽事亲之道。又说:为人子者,听于无声,视于无形,未尝顷刻离亲也。事亲如天。顷刻离亲,则有时而违天。天不可得而违也。吕侍讲,字原明,申国正献公_{公著}之长子。正献公居家简重寡默,不以事物经心。而申国夫人性严有法度。虽甚爱公,然教公事事循蹈规矩。甫十岁,祁寒暑雨,侍立终日。不命之坐不敢坐也。日必冠带以见长者。平居虽甚热,在父母长者之侧,不得去巾袜缚袴,衣服唯谨,行步出入,无得入茶肆酒肆。市井里巷之语,郑卫之音,未尝一经于耳。不正之书、非礼之色,未尝一接于目。内则正献公与申国夫人教训之严;外则焦先生千之字伯强化导之笃。故公德器成就,大异众人。公尝言:"人生内无贤父兄,外无严师友,而能有成者少矣。"

司马温公曰:"凡诸卑幼,事无大小,毋得专行,必咨禀于家长。"又曰:"凡子受父母之命,必籍记而佩之,时省而速行之。事毕则反命焉。或所命有不可行者,则和色柔声,具是非利害而白之。待父母之许,然后改之。若不许,苟于事无大害者,亦当曲从。若以父母之命为非而直行己志,虽所执皆是,犹为不顺之子,况未必是乎。"吴顾恺,每得父书,常扫洒几案,舒书于上,拜跪读之。每句应诺,阅毕再拜。得父之书,犹拜跪而读。受父之命,其敬佩而行,当何如耶!

包孝肃拯,字希仁。始及第,以亲老侍养,不仕宦且十年。人称其孝。

范忠宣纯仁,字尧夫。再调官皆不赴。文正公遣之,公曰:纯仁岂可重于禄食而轻去父母邪?虽近,亦不能朝夕在侧。遂终养焉。

二公以事亲为重,以仕进为轻,可法也。

王逢原《思归赋》云:"吾父八十,母发亦素。尚尔为吏,夐焉遐路。嗷嗷晨鸟,其子反哺。我岂不如,郁其谁素。惟秋之气,慘栗感人。日兴愁思,侧睇江滨。忆为童子,当此凛辰,百果始就,迭进其珍。时则有紫菱长腰,红芰园实,牛心绿蒂之柿,独包黄肤之栗,青芋连区,乌椑五出。鸭脚受彩乎微核,木瓜镂丹而成质。青乳之梨,赪壶之橘。蜂蛹淹虀,樆楂渍蜜。膳羞则有鸡鹑野雁,泽凫鸣鹑。清江之膏蟹,寒水之鲜鳞,冒以紫姜,杂以菱首,觞浮萸菊,俎荐菁韭,坐溪山之松篁,扫门前之桐柳。僮仆不哗,图书左右。或静默以终日,或欢言以对友。信吾亲之所乐,安闾里其滋久。切切余怀,欲辞印绶。固非效渊明之褊心,耻折腰于五斗。"

潘岳《闲居赋》云："太夫人在堂，览止足之分，庶浮云之志。筑室种木，逍遥自得。池沼足以渔钓，春税足以代耕。灌园鬻蔬，供朝夕之膳。牧羊酤酪，俟伏腊之资。凛秋暑退，熙春寒往。微雨新晴，六合清朗。太夫人御板舆，升轻轩，远览王畿。近周家园，席长筵，列子孙；柳垂阴，车结轨；或宴于林，或禊于汜。昆弟斑白，儿童稚齿。称万寿以献觞，或一惧而一喜。寿觞举，慈颜和。浮杯乐饮，丝竹骈罗。顿足起舞，抗音高歌。人生安乐，孰知其他。"

王潘二赋，仕宦而志于事亲者，良可讽味。

黄山谷手书云："王玹，稚川，元丰初调官京师。寓家鼎州。亲年九十余矣，尚阅贵人家歌舞，醉归，书其旅邸壁间云：'雁外无书为客久，蛮边有梦到家多。画堂玉佩萦云响，不及桃源《欸乃歌》。'余访稚川于邸中而和之诗曰：'五更归梦常苦短，一寸客愁无奈多。慈母每占乌鹊喜，家人应赋《陟岵歌》。身如病鹤翅翎短，心似乱丝头绪多。此曲朱门歌不得，湖南湖北《竹枝歌》。'王稚川既得官都下，有所盼忘归。余戏作林夫人《欸乃歌》二章与之。《竹枝歌》本出三巴，其流在湖湘耳。《欸乃》，湖南歌也。诗曰：'花上盈盈人不归，枣下纂纂实已垂，腊雪在时听马嘶，长安城中花片飞。从师学道鱼千里，盖世成功黍一炊。

日月倚门人不见,看尽林鸟返哺儿。'"四诗之作,可谓尽朋友责善之义。山谷至孝,奉母安康君,至为亲涤虎子,未尝顷刻不供子职。故锡类之意,力劝稚川以归侍云。

明道、伊川二先生之母夫人侯氏,事舅姑以孝谨称,与太中公珦相待如宾客。公赖其内助,礼敬尤至。而夫人谦顺自牧。虽小事未尝专,必禀而后行。伊川曰:"先夫人侯氏,七八岁诵古诗曰:'女子不夜出,夜出秉明烛。'自是日暮则不复出房阁。既长,好文而不为辞章。见世之妇女以文章笔札传于人者,则深以为非。"

杨诚斋夫人罗氏,年七十余。每寒月,黎明即起,诣厨躬作粥一釜,遍享奴婢,然后使之服役。其子东山先生启曰:"天寒何自苦如此?"夫人曰:"奴婢亦人子也。清晨寒冷,须使其腹中略有火气,乃堪服役耳。"东山曰:"夫人老,且贱事,何倒行而逆施乎?"夫人曰:"我自乐此,不知寒也。汝为此言,必不能如吾矣!"东山守吴兴,夫人于郡圃种纻,躬缉绩以为衣,时年八十余矣。东山月俸分以奉母。夫人忽小疾,既愈,出所积券曰:"此长物也,今宜悉以谢医,则吾无事矣。"平居,首饰止于银,衣止于绅绢。生四子三女,悉自乳。曰:"饥人之子以哺吾子,是诚何心哉！"其家采椽土阶，如田舍翁，三世无增饰。史良叔守卢陵，官满来访，入其门，升其堂，目之所见，无非可敬可仰，可师可法者，所得多矣。因命画工图之而去。诚斋、东山清介绝俗，固皆得之天资，而妇道母仪所助者亦多矣。《左传》文伯之母老而犹绩，文伯曰："以歜之家而主犹绩乎？"母曰："王后亲织玄纮，公侯之夫人加以纮綖，卿之内子为大带，命妇成祭服，列士之妻加之以朝服。自庶士以下皆衣其夫，社而赋事，烝而献功，男女效绩，愆则有辟，古之制也。"罗鹤林大经云："观诚斋夫人，乃知古今未尝无列女，未尝无贤母。"

籍溪胡氏《宗系记序》云："吾家自上世以来，事亲从兄，多以孝悌闻。曾祖十四公有二兄，虽已异居，每事必先咨长兄，次咨仲兄。二兄许取而后取，二兄许行而后行。曾祖妣余太君感末疾，十年不离床席，饮食起居，梳沐盥漱、便圊，皆须人抱负扶掖。子孙妇女左右奉事，惟惧不如其意。祖妣章太君，妣余氏，叔祖妣吴令人，更互直侍，衣不解带，目不交睫，朝夕匪懈。余太君常慰劳之曰：'吾无以报汝等，天当以祐汝等。'吴令人果膺福庆，是生文定公，登巍科，历显任，其立朝，正色直言，无所假借，所以纳忠君父之意，虽死不忘。宪昔侍文定，居漳滨十五年，见其躬事二亲，可谓尽之矣。奋由白屋，二亲安乐，享禄养者二十年，皆生受官邑之封，此人间所稀有。令人慈母也，通诗书，达义理，愉颜柔色以事之，不足以为难。中大公严毅豪勇，不可少犯。文定所以事之者，未始徇其意。每每以正道开说，中大久而益亲信之。有晚生儿女三人，初以为虑。文定视之如一，嫁幼妹与己女，装遣奁具无少异。中大临终，以二荆授文定曰：'二弟若不才，为汝之羞，可严教之。' 文定泣对曰：'誓不忍挞之。' 其后，循循然诱以学术，迪以道义，立之婚宦，皆克有成立，至使一家烝烝，虽妇女儿童，咸知恭顺之道。实由文定躬行之化所及也。孔子曰：'人之行莫大于孝。' 有子曰：'孝悌也者，其为仁之本欤。' 后代子孙，当务勉行孝悌，以无忝所生。庶几门风益振，家声不坠，岂不善哉！" 胡文定公安国，字康侯，仕至给事中。二弟：长，安止，仕至郡倅；次，安老，仕至知州。三子：长致堂，寅，字明仲；仲五峰，宏，字仁仲；季宁籍，溪宪，字原仲，仕至秘书省正字。西园大壮字季履，五峰第三子。

元魏杨播，家世纯厚，并敦义让。昆季相事，有如父子，椿津恭谦，兄弟旦则聚于厅堂，终日相对，未曾入内。有一美味，不集不食。厅堂间往往帏幔隔障，为寝息之所，时就休偃，还共谈笑。椿年老，曾他处醉归，津扶持还至假寝，阁前承候安否。椿津年过六十，并登台鼎，而津常旦暮参问，子侄罗列阶下。椿不命坐，津不敢坐。椿每近出，或日斜不至，津不先饭，椿还，然后共食。食则津亲授匙箸，味皆先尝，椿命食，然后食。津为肆州，椿在京宅。每有四时嘉味，辄因使次附之。若或未寄，不先入口。一家之内，男女百口，缌服同爨，庭无间言。杨播，字延庆，事元魏孝文帝为平东将军。椿，字延寿，位至司徒。津，字罗汉，为司空。椿、津俱事明太后。椿尝戒子孙云："吾兄弟在家，必同盘而食，若有近行不至，必待其还，亦有过中不食，忍饥相待。吾兄弟八人，今存者三，不忍别食也。闻汝兄弟，时有别斋独食者，又不如吾一世也。"又云："仕魏以来，高祖而下，七郡守，三十二刺史。内外显仕少比。"

司马温公与其兄伯康，友爱尤笃，伯康年将八十，公奉之如严父，保之如婴儿。每食少顷，则问曰："得无饥乎？"天少冷，则抚其背曰："衣得无薄乎？"

范忠宣知襄城县，承事伯兄，照管汤药饮食居处衣服，必躬必亲，如孝子之事严父。事亲从兄仁义之实，爱敬之理。与生俱生。仁之至，义之尽也。

温公耆英真率会约：序齿不序官。为具务简素，朝夕食各不过五味。菜果脯醢之类，各不过三十器。酒巡无算，深浅自斟，主人不劝，客亦不辞。逐巡无下酒时作菜羹，不禁。召客共用一简。客注可否于字下,不别作简。或因事分简者,听会日早赴,不待促。违约者,每事罚一巨觥。

公自序其诗云:"作真率会,伯康与君从七十八岁。安之七十七岁,正叔七十四岁,不疑七十三岁,叔达七十岁,光六十五岁,合五百一十岁。口号成诗,用安之前韵伯康,温公之兄;君从席汝言;安之,王尚恭;正叔,楚建中;不疑王谨言:七人五百有余岁,同醉花前今古稀。走马斗鸡非我事,纻衣丝发且相辉。经春无事连翩醉,彼此往来能几家。切莫辞斟十分酒,尽从他笑满头花。"

南阳刘驎之为相冲长史。冲尝至驎之家。驎之方条桑,谓冲:"使君既枉驾,宜先诣家君。"冲诣其父。父命乃还,拂短褐与冲言。父使驎之自持浊酒菹菜供宾。冲敕人代之。父辞曰:"若使官人,则非野人意也。

德星之聚,慈明行酒,六龙下食。"宋胡侍讲瑗,治家甚严。闺门整肃,尤谨内外之分。诸子常侍立左右,宾至则供亿茶汤待客,不用使令;而以子弟,礼度娴雅。杜子美诗亦有"问答未及已,儿女罗酒浆"之句。

横渠先生曰:"若亲之故旧所喜,当极力招致。宾客之奉,当极力营办。务以悦亲,不可计家之有无。

然又须使之不知其勉强劳苦。苟使见其为而不易，则亦不安矣。"

唐，张士严，父病，药须鲤鱼。冬日冰合，有獭衔鱼至前，得以供父，父遂愈。宋，查道字湛然，歙州人。母病，思鳜鱼羹。方冬苦寒，道泣祝于河，凿冰脱巾以取之，得鳜尺许，以馈母，疾寻愈。孝感之事，无世无之。孟宗得笋之事尤奇，陈遗之铛底饭，蔡顺之异器椹，尤于患难中得力。真西山参政，性笃孝，为母吴夫人祈福，词云："天下之乐，莫如以禄之及亲。人子之情，尤欲其亲之难老。"母疾愈，醮谢词云："莫亲乎母，实为命以相依。盖高者天，惟尽诚而可动。愿损臣身之算，以延母氏之龄。"炉熏之烬未销，囊药之功已应。孝行之简在帝心若此，为人子者，可不敬诸。

应璩《古乐府》云："昔有行道人，陌上见三叟。年各百余岁，相与锄禾莠。住车问三叟：'何以得此寿？'上叟前置辞：'量腹节所受。'中叟前置辞：'室内妪粗丑。'下叟前置辞：'暮卧不覆首。'要哉三叟言，所以能长久。"晦翁《语录》或云："俗语夜饭减一口，活得九十九。先生曰：'此出《古乐府·三叟诗》。'"

唐，柳公度，年八十，有强力。人问其术，对曰："吾平生未尝以脾胃熟生物，暖冷物，不以元气佐喜怒耳。"

此下十数条,述老人所以观颐自养者。

富郑公,年八十,书座右云:"守口如瓶,防意如城。"

张廷老,名琪,年七十余,步趋拜起健甚。自言:"夙兴必拜数十。老人气血多滞,拜则支体屈伸,气血流畅,可终身无手足之疾。"

唐仲俊,年八十五六,极康宁,自言:"少时,因读千字文有所悟,谓'心动神疲'四字也。平生遇事,未尝动心,故老而不衰。"

太医孙君昉,字景初,自号四休居士。山谷问其说,四休笑曰:"粗茶淡饭饱即休;补破遮寒暖即休;三平二满过即休;不贪不妒,老即休。"山谷曰:"此安乐法也。"夫少欲者,不伐之家也;知足者,极乐之国也。四休家有三亩园,花木郁郁。客来煮茗,谈上都贵游,人间可喜事;或茗寒酒冷,宾主皆忘。其居与余相望,暇则步草径相寻,故作小诗,遗家僮歌之,以侑酒茗。诗曰:"太医诊得人间病,安乐延年万事休。"又曰:"无求不着看人面,有酒可以留人嬉。欲知四休安乐法,听取山谷老人诗。"

山谷四印云:"我提养生之四印,君家所有更赠君。百战百胜不如一忍,万言万当不如一默。无可简择眼界平,不藏秋毫心地直。我肱三折得此医,自觉两踵生光辉。团蒲日静鸟吟时,炉熏一炷试观之。"四休四印,老少富贫,普同受用。

东坡云:"旧说南阳有菊水,水甘而芳,居民三十余家,饮其水皆寿,或至百二三十岁。蜀青城山老人村,有见五世孙者,道极险远,生不识盐醢,而溪中多枸杞,根如龙蛇,饮其水故寿。"

道人中往往多有耆寿者。陆放翁云:"青城山上官道人。此人也,巢居,食松麨,年九十矣。人有谒之者,但粲然一笑。有所请问,则托言病聩,一语不肯答。予尝见之于丈人观道院,忽自语养生曰:'为国家致太平,与长生不死,皆非常人所能。且当守国使不乱,以待奇才之出。卫生使不夭,以须异人之至。不乱不夭,皆不待异术,惟谨而已。'予大喜,从而叩之,则已复言聩矣。"

放翁又云:"老叶道人,龙舒人,不食五味,年八十七八,平生未尝有疾。居会稽舜山,天将寒,必增屋瓦。补墙壁,使极完固。下帷设帘,多储薪炭,杜门终日,及春乃出。对客庄敬,不肯多语。予每访之,殊无它语。一日默作意,欲叩其所得。才入门,即引入卧内,烧香,具道其遇师本末,若先知者。亦异矣夫!"

盱江有日峰邱道人,号河南子,年九十余,皓发

朱颜。冬夏一单衣，雨雪不张盖。叔祖西岩寺丞招之
来泰宁，留十余载。携一道蓝，系一小牌子，上书诗四
句云："老迟因性慢，无病为心宽。红杏难禁雨，青松
耐岁寒。"常跣足卖卜于市，得钱则散与小儿，儿争拾
之。黄玉窗与二三友叩问功名，皆笑而不言，独指玉
窗云："子寿高。"尝问养生之术，但指小牌子上诗四
句视焉。今历五十余年，信知其言之有味也。

《太乙真人七禁文》其六曰："美饮食，美胃气。"
彭鹤林_邽云："夫脾为脏，胃为腑。脾胃二气，互相表
里。胃为水谷之海，主受水谷。脾为中央磨而消之，
化为血气，以滋养一身，灌溉五脏。故修生之士，不可
以不美其饮食。"所谓美者，非水陆毕备，异品珍羞之
谓也。要在乎生冷勿食，粗硬勿食，勿强食，勿强饮，
先饥而食，食不过饱；先渴而饮，饮不过多。以至孔氏
所谓食馈而餲，鱼馁而肉败，不食等语。凡此数端，皆
损胃气，非惟致疾，亦乃伤生。欲希长年，此宜深戒。
而亦养老奉亲与观颐自养者之所当知也。

黄山谷云："烂蒸同州羔，灌以杏酪。食之以匕，
不以箸。南都拨心面作槐芽温淘，糁以襄邑抹猪；炊
共城香稻，荐以蒸子鹅。吴兴庖人，斫松江鲈鲙；继
以庐山康王谷水，烹曾坑斗品。少焉，解衣仰卧，使人
诵东坡赤壁前、后赋，亦足以一笑也。"此虽山谷之寓

东坡《老饕赋》云:"庖丁鼓刀,易牙烹熬。水欲新而釜欲洁,火恶陈而薪恶劳。九蒸暴而日燥,百上下而汤鏖。尝项上之一脔,嚼霜前之两螯。烂樱珠之煎蜜,滃杏酪之蒸羔。蛤半熟以含酒,蟹微生而带糟。盖聚物之天美,以养吾之老饕。婉彼姬姜,颜如李桃。弹湘妃之玉瑟,鼓帝子之云璈。命仙人之萼绿华,舞古曲之《郁轮袍》。引南海之玻璃,酌凉洲之葡萄。愿先生之耆寿,分余沥于两髦。候红潮于玉颊。惊暖响于檀槽。忽累珠之妙曲,抽独茧之长缲。悯手倦而少休,疑吻燥而当膏。倒一缸之雪乳,列百柁之琼艘。各眼滟于秋水,咸骨碎于春醪。美人告去,已而云散,先生方兀然而禅逃。响松风于蟹眼,浮雪花于兔毫。先生一笑而起,渺海阔而天高。"

苕溪渔隐曰:东坡于饮食,作诗赋以写之,往往皆臻其妙。如《老饕赋》《豆粥诗》是也。《豆粥诗》云:"江头千顷雪色芦,茅檐出没晨烟孤。地碓春粳光似玉,沙瓶煮豆软如酥。我老此身无着处,卖书来问东家住。卧听鸡鸣粥熟时,蓬头曳履君家去。"又《寒具诗》云:"纤手搓来玉数寻,碧油煎出嫩黄深。夜来春睡无轻重,压扁佳人缠臂金。"寒具,乃"捻头"也,出刘禹锡《佳话》。过子忽出新意,以山芋作玉糁羹,色香味皆奇绝。天酥陀则不可知，人间决无此味也。诗云："香似龙涎仍酽白，味如牛乳更全清。莫将北海金齑鲙，轻比东坡玉糁羹。"诚齐《菜羹诗》亦云："云子香抄玉色鲜，菜羹新煮翠茸纤。人间脍炙无此味，天上酥陀恐尔甜。"

宋太宗，命苏易简讲《文中子》，有杨素遗子《食经》羹藜含糗之说。上因问："食品何物最珍？"对曰："物无定味，适口者珍。臣止知齑汁为美。臣忆一夕寒甚，拥炉痛饮，夜半吻燥。中庭月明，残雪中覆一齑盂，连咀数根。臣此时，自谓上界仙厨，鸾脯凤胎，殆恐不及。屡欲作《冰壶先生传》纪其事，因循未果也。"上笑而然之。

唐，刘晏五鼓入朝，时寒，中路见卖蒸胡处，热气腾辉。使人买，以袍袖包裙褐底啖，谓同列曰："美不可言。"此亦"物无定味，适口者珍"之意也。

倪正父思云："鲁直作《食时五观》，其言深切，可谓知惭愧者矣。余尝入一佛寺，见僧持戒者，每食先淡吃三口。第一，以知饭之正味。人食多以五味杂之，未有知正味者。若淡食，则本自甘美。初不假外味也。第二，思衣食之从来。第三，思农夫之艰苦。此则五观中已备其义。每食用此为法，极为简易。且先吃三口，白饭已过半矣。后所食者，虽无羹蔬，亦自可了。处贫之道也。"又云:"造物劳我以生,逸我以老。少老不勤,是不知劳也。年老奔驰,是不知逸也。天命我逸,而我自劳,可乎?"又曰:"吾乡有前辈三人:其一,施大任参政,享年九十有四;其一,李季叔参政,享年八十有一;其一,沈持要詹事,今年已八十有二。耳目聪明,步履轻捷,夜书细字。三贤难老,皆以绝欲早,故效验彰彰如此。然则欲求长年者,可不以为法乎。"

倪正父《经鉏堂杂志》述五事云:"静坐,第一;观书,第二;看山水花木,第三;与良朋讲论,第四;教子弟,第五。"述《齐斋十乐》云:"读义理书,学法帖字,澄心静坐,益友清谈,小酌半醺,浇花种竹,听琴玩鹤,焚香煎茶,登城观山,寓意奕棋。虽有他乐,吾不易矣。"

刘后村云:"外舅林宝章瑑,晚岁奉祠旧庐,略缮茸小圃,粗种艺,体中佳时,幅巾短褐,野眺露坐,悠然忘归。二子:公遇、公选,朝夕侍公,跬步不离。家庭讲肆,偶有会意,公辄喜曰:'天下至乐不出闺门之内。'公遇兄弟,安隐约习苦淡。耆年,一灯荧然,语必达旦。至言妙义不缘师授,亦非言语文字可传。公遇号寒斋,二子:同,字子真;合,字子常。守寒斋孝友之规,子常事兄如父,家政听焉。子真亦极友爱,连床之语至曙,一膳之珍必剖,制行同孝谨,临财同廉让,读书同义趣,作文同机键,奕世传一心,百年如一日,父子兄弟自为师友,世未有如林氏家庭讲肆之乐者也。"

鹤林《罗大经》云:"余家深山中。每春夏之交,苍藓盈阶,落花满径。门无剥啄,松影参差,禽声上下。午睡初足,旋汲山泉,拾松枝,煮苦茗啜之。随意读《周易》《国风》《左氏传》《离骚》《太史公书》,及陶杜诗,韩苏文数篇。从容步山径,抚松笔,与麛犊共偃息于长林丰草间。坐弄流泉,漱齿濯足。既归,竹窗下山妻稚子作笋蕨,供麦饭,欣然一饱。弄笔窗间,随大小作数十字,展所藏法帖、墨迹、画卷纵观之。兴到则吟小诗,或草玉露一两段,再烹苦茗一杯,出步溪边,邂逅园翁溪友,问桑麻,说粳稻;量晴校雨,探节数时;相与剧谈一饷,归而倚杖柴门之下,则夕阳在山,紫绿万状,变幻顷刻,悦可人目。牛背笛声,两两来归,而月印前溪矣。唐子西诗云:'山静似太古,日长如小年。'玩味此句最妙,然识其妙者盖少。彼牵黄臂苍,驰猎于声利之场者,但见滚滚马头尘,匆匆驹隙影耳。人能真知此妙,则东坡所谓:'无事此静坐,一日是两日。若活七十年,便是百四十。'所得不已多乎!《易》曰:'观颐,观其自养也。'康节诗云:'老年躯体素温存,安乐窝中别有春。尽道山翁拙于用,也能康济自家身。'"此自养之旨也。善自养如鹤林,斯可以佚老矣。

邵康节先生《年老逢春吟》云:"年老逢春雨乍晴,雨晴况复近清明。天低宫殿初长日,风暖园林未啭莺。花似锦时高阁望,草如茵处小车行。东君见赐何多也,又复人间久太平。"凡八首《首尾吟》云:"尧夫非是爱吟诗,诗是尧夫喜老时。明着衣冠为士子,高谈仁义作男儿。敢于世上明开眼,肯向人前浪皱眉。六十七年无事客,尧夫非是爱吟诗。"凡十一首。《惜芳菲吟》云:"绿杨阴里寻芳遍,红杏香中带醉归",末联云:"芸樽有酒慈亲乐,犹得阶前戏彩衣。"凡四首。《击壤集》一编,老人怡神悦目,时可吟玩。《无名公传》自叙尤详:"性喜饮酒,命之曰'太和汤'。所饮不多,不喜过醉。其诗曰:'饮未微酡,口先吟哦。吟哦不足,遂及浩歌。'所寝之室,谓之'安乐窝'。冬燠夏凉,遇有睡思,则就枕。其诗曰:'墙高于肩,室大如斗。布被暖余,藜羹饱后。气吐胸中,充塞宇宙。'"闻人言人之善。就而和之,又从而喜之。其诗曰:"乐见善人,乐闻善事,乐道善言,乐行善意。闻人之善,如佩兰蕙。"晚有二子,教之以仁义,授之以六经。家素业儒,口未尝不道儒言,身未尝不道儒行。其诗曰:

"羲轩之书,未尝去手。尧舜之谈,未尝离口。当中和天,同乐易友。吟自在诗,饮欢喜酒。百年升平,不为不偶。七十康强,不为不寿。"老境从容,善于自养,孰有如康节翁者乎。

吕东莱伯恭《横山吴氏佚老庵记》云:"横山吴君珉治别室之西偏,榜以佚老。休工归役,斤斧收声,辑杖立于前,闻窃语于阶者曰:棋陇绳畦,坻粟京稼,筹算挂壁,万货四臻。此吾主人翁所以佚其老也。少进至于门,闻行语于涂者曰:'丰林邃宇,樽俎靖嘉,鸥鹭不惊,风月相答,此吾豪长者所以佚其老也。'又进至于郊,闻聚语于塾者曰:'培嗣以学,既楙既敷,秩壶以礼,既序既饬。此吾乡丈人所以佚其老也。'他日,吴君为予道之。予曰:'夫三者之言何如?'吴君曰:'阶得吾粕,涂得吾漓,塾得吾醇。出浸远,吾名吾室义其究于此乎?'予曰:'未既也。畏峤登舆,身闲心栗。厌市筑墉,目静耳喧。君虽善自佚,踰阈以往,肩颊腹栒者踵相接,岁或不升,尪瘵困惫,呻吟交于大逵。专一室之佚乐乎哉?君里中望也。盍劝族党,愒劳振乏。已责纡逋,同其美于是乡,则尽横山表里,皆吾佚老庵也。其视尺椽半席,广狭何苦?'君谢曰:'厚矣!子之拓吾境也。'顾童奴陷其说于壁间以劝。"此记为勉着英力行好事,敛岁济赈,实积阴功。

必有紫府真人延之于上座者。

辛稼轩词寿赵茂中郎中，时以置兼济仓，里中赈济，除直秘阁，《沁园春》云："甲子相高亥首，曾疑绛县老人。看长身玉立，鹤般风度，方颐须磔，虎样精神。文烂卿云，诗凌鲍谢，笔势骎骎，更右军浑余事，羡仙都梦觉，金阙名存。门前父老欣欣，换奎阁，新褒诏语温。记他年帷幄，须依日月，只今剑履，快上星辰。人道阴功，天教多寿，看到貂蝉七叶孙。君家里，是几枝丹桂，几树灵椿？"

又呈茂中前章，记广济仓事，《满江红》云："我对君侯，长怪见两眉阴德。更长梦玉皇金阙，姓名仙籍。旧岁次烟浑欲断，被公扶起千人活。算胸中，除却五车书，都无物。溪左右，山南北，花远近，云朝夕。看风流，杖履苍髯如戟，种柳已成陶令宅，散花更满维摩室。劝人间且住五千年，如金石。"

赵龙图自咏《念奴娇》云："吾今老矣，好归来，了取青山活计。甲子一周余半纪，谙尽人间物理。婚嫁随缘，田园粗给，知足生惭愧。心田安逸，自然绰有余地。还是初度来临，葛巾野服，不减貂蝉贵。门外风波烟浪恶，我已收心无累。弟劝兄酹，儿歌女舞，乐得醺醺醉。满堂一笑，大家百二十岁。"

辛稼轩寿人七十《感皇恩》云："七十古来稀，人人都道：不是阴功怎生到。松姿虽瘦，偏耐云寒霜冷。看君霜鬓底，青青好。楼雪初晴，庭闱嬉笑，一醉何妨玉壶倒。从今康健，不用灵丹仙草。便有一百岁，人难老。"

又为婶母王氏庆七十《感皇恩》云："七十古来稀，未为稀有，须是荣华更长久。满床靴笏，罗罗列儿孙新妇。精神浑似个，西王母。遥想画堂，两行红袖。妙舞清歌拥前后。大男小女，逐个出来为寿。一个一百岁，一杯酒。"

《最高楼》诗庆洪内翰七十云："金闺老，眉寿正如川。七十且华筵。乐天诗句香山里，杜陵酒债曲江边。问何如，歌窈窕，舞婵娟。更十岁，太公方出将，又十岁，武公方入相，留盛事看明年。直须腰下添金印，莫教头上欠貂蝉。向人间，长富贵，地行仙。"

《鹊桥仙》为人庆八十，席间戏作云："朱颜晕酒，方瞳点漆，闲傍松边荷杖。不须更展画图看，自是个寿星模样。今朝盛事，一杯深劝，更把新词齐唱。人间八十最风流，长贴在儿儿额上。"

又为岳母庆八十云："八旬庆会，人间盛事，齐劝一杯春酿。胭脂小字点眉间，犹记得，旧时宫样。彩衣更着，功名富贵，直过太公以上。大家着意记新词，遇着个十年便唱。"

《品令》族姑庆八十,来索俳语:"更休说,便是个住世观音菩萨。甚今年,容貌八十岁,见底道,才十八。莫献寿星香烛,莫祝灵龟椿鹤。只消得,把笔轻轻去,十字上,添一撇。"

张于湖_{孝祥},帅潭州日,寿黄倅_{永存}母淑人,《木兰花》云:"慈闱生日,见说今年年九十。戏彩盈门,大底孩儿七个孙,人间盛事。只这一般难得似,愿我双亲,都似君家太淑人。"

曾祖参政文靖公寿伯母太夫人上官氏《木兰花》词云:"吾家二老,前有高平生癸卯。若到今辰,讵止荣华九十龄。共惟伯母,九十新年还又五。五五相承,好看重逢乙巳春。"

上官氏,朋溪宁国府判_{梦得},朴庵编修,户部提刑_{应博}之母;高平郡夫人江氏,文靖公之祖母,皆年过九十,吾家二寿母也。

又有《鹧鸪天》二阕云:"九十吾家两寿星。今夫人赛昔夫人。百年转眼新开秩。十月循环小有春_{十月二十一生}。生日到,转精神,目光如镜步如云。年年长侍华堂宴。子子孙孙孙又孙。"

"寿母开年九十三,佳辰就养大江南。缇屏晃耀新宁国,绣斧斓斑老朴庵。倾玉罍,擘黄柑。两孙垂绶碧于蓝,便当刊颂崆峒顶,留与千年作美谈。"

文靖公在朝日，寿母昌国叶夫人词云："帝里风光别是天，花如绵绣柳如烟。还逢令节春三二，又庆慈闱岁八千。斟寿斝，列长筵，子孙何以咏高年。各裒千首西湖什，一度生朝献一篇。"

任静江经略安抚日，元夕奉亲出郊词云："彩结轻车五马随，倾城争出看花枝。笙歌十里岩前去，灯火千门月下归。莲炬引，老莱衣，蛾眉无数卷帘窥。谁知万里逢灯夕，却胜寻常三五时。"

寿母词云："满二望三时中春三十日生，春景方明媚。又见蟠桃结子来，王母初筵启。无数桂林山，不尽漓江水，揔入今朝祝寿杯，永保千千岁。"

朴庵编修户部，知平江府日，寿母上官太夫人《感皇恩》云："觅得个州儿，稍供彩戏。多谢天公为排备，一轮明月，酝作清廉滋味，倾入寿杯里，何妨醉。我有禄书呈母，年万计。八十三，那里暨，便和儿算，恰一百四十地。这九千余岁长随侍。"

《鹧鸪天》云："天遣丰年祝母龄，人人安业即安亲。探支十日新阳福，来献千秋古佛身。儿捧盏，妇倾瓶，更欣筵上有嘉宾。紫驼出釜双台馈，玉节升堂两使星。"

家居日，《鹧鸪天》寿词云："诸佛林中女寿星，千祥百福产心田。喜归王母初生地，满劝麻姑不老泉。

吾梦佛,半千员,一年一佛护庭萱。数过九十从头数,四百余零一十年。"

序云:十月二十一日,吾母太淑人生日也。今年九十,仰荷乾坤垂佑,赐以福寿康宁。愿益加景覆,令其耳目聪明,手足便顺,五脏六腑,和气流通。常获平安之庆,子孙贤顺。寸禄足以供甘旨也。黄玉窗祖母张氏,寿八十有三。乃翁怡轩居士赋词有:"八十加三迎九十,还似婴童"之句。其居与朴庵对门。朴庵闻之,喜曰:"吾仁邻亦有寿母如此耶。"怡轩庆母年开九秩,诗云:"又见梅粧碧玉枝,弟史相聚著莱衣。西方佛庆明朝诞,南极星腾寿日辉。百岁阿婆开九秩,两房孙子戏重闱。年年得侍高堂醉。坐对天花散漫飞。"

刘随如镇寿赵路分八十,《感皇恩》云:"八十最风流,那谁不喜。况是精神可人意。太公当日,未必荣华如此。儿孙列两行,莱衣戏。好景良辰,满堂和气,唱个新词管教美。愿同彭祖,尚有八百来岁。十分才一分,那里暨。"此词亦用"那里暨"三字,盖本于康伯可之词。

程沧洲寿后溪刘侍郎云:"朱颜白发炯双瞳,一念平生造物通。内阁图书真学士,西园几杖老仙翁。木公金母人间现,桂子桐孙寿籍同。遥想彩衣围四世,后溪无日不春风。"姚状元赋《吕氏宜老堂》云："此堂清不著珠玑，只要双亲佚老宜。春酒尽堪眉寿介，斑衣长似乳时嬉。""妇垂鹤发陪姑帏，翁拈银髭课子诗。饱饮菊花潭上水，鸡窠犹自拜孙枝。"二诗贵华富艳，人间至乐孰加焉。李守为承旨奉使过海至琼，道逢一翁自称杨避举，年八十一。其叔父皆年一百二十余。又见其祖宋卿，年九十五。次见鸡窠中有小儿出头下视，宋卿曰："此九代祖也。不语不食，不知其几岁矣。"

唐《九老图》白乐天诗序云："胡杲年八十九，吉旼年八十八，刘真年八十七，郑据年八十五，卢真年八十三，张浑年七十七，居易年七十七，于东都履道坊合尚齿之会，七老相顾，既醉且欢。静而思之，此会希有。因各赋七言韵诗一章，以记之。"乐天诗云："七人五百八十四，拖紫纡朱垂白须。囊里无金莫嗟叹，樽中有酒且欢娱。吟成六韵神还旺，饮到三杯气尚粗。岏峨狂歌教婢拍，婆娑醉舞遣孙扶。天年高迈二疏传，人数多于四皓图。除却三山五天竺，人间此会且应无。"

或传诸好事者，有二老年貌绝伦，同归故乡，亦来斯会。洛中遗老李元爽年一百三十六，禅僧如满归洛，年九十五，皆年之尤高者也。续命书姓名年齿，写其形貌附于图右。乐天赠之诗云："雪作须眉云作令威。"

宋,洛阳耆英会。文潞公年七十七,留守西都。富韩公年七十九,致政在里第,二公弼亮,三朝为国元老,与席司封汝言等,于韩公之第,买酒相乐。宾主十有二人,图于妙觉僧舍。司马温公,年未七十,亦与焉。潞公命温公序其事。诸公皆有诗。温公诗云:"洛下衣冠爱惜春,相从小饮任天真。随家所有自可乐,为具更微谁笑贫。不待珍羞方下箸,只将佳景便娱宾。庾公此兴知非浅,藜藿终难作主人。"

潞公请老致仕后,再起平章军国重事,制书云:吕望惟贤,起佐文王之治。周公已老,留为孺子之师。继而请老,复以太师致仕。年九十二,寿独高于诸公云。

《寿亲养老新书》卷之四

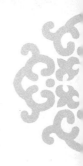

方剂索引

十二画